KALORIEN
MUNDGERECHT FÜR UNTERWEGS

Mit Kilokalorien, Fett-, Kohlenhydrat- und BE-Angaben

6., komplett überarbeitete und erweiterte Auflage 2019

INHALT

Das Nestlé Ernährungsstudio und „Kalorien mundgerecht für unterwegs"	4
Wichtige Hinweise zur Nutzung der Tabelle	7
Für Menschen mit Diabetes	7
Eine ausgewogene Ernährung	9
Energiebedarf	10
Energieaufnahme und Energieverbrauch	11
Normalgewicht	12
Die Ernährungspyramide	14
Der Ernährungsfahrplan	15
Ernährungsumstellung und gesundes Essverhalten	16
Energieverbrauch durch verschiedene Tätigkeiten	17
Milchprodukte	18
Käse	22
Laktosefreie Produkte	25
Gemüse	30
Hülsenfrüchte	34
Salat und Kräuter	35
Obst	37
Nüsse, Samen	40
Öle und Fette	41

Getreideprodukte 42
Brot 44
Müsli und Cerealien 46
Getreidegerichte 48
Backwaren 49
Glutenfreie Produkte 53
Fisch und Meeresfrüchte 56
Fleisch und Wurstwaren 59
Fleischersatzprodukte 63
Ei 65
Brühen, Suppen, Eintöpfe 66
Herzhafte Fertiggerichte 67
Vegetarische und vegane Fertiggerichte 69
Fast Food 71
Fertigsaucen 73
Fixprodukte 77
Snacks 79
Süße Gerichte & Desserts 80
Eis 81
Süßwaren 82
Alkoholfreie Getränke 87
Alkoholische Getränke 93

DAS NESTLÉ ERNÄHRUNGSSTUDIO UND „KALORIEN MUNDGERECHT FÜR UNTERWEGS"

Liebe Leserinnen und Leser!
Jedem ist der Wunsch vertraut, sich und seiner Familie ein langes, gesundes Leben und entsprechende Leistungsfähigkeit zu ermöglichen. Eine ausgewogene und abwechslungsreiche Ernährung, viel Bewegung und ein bewusster Lebensstil mit ausreichend Entspannung spielen dabei eine große Rolle.

Das Nestlé Ernährungsstudio leistet zusammen mit dem Umschau Zeitschriftenverlag mit »Kalorien mundgerecht« einen wichtigen Beitrag dazu. Schnell, übersichtlich und in mundgerechter Form dient die Tabelle »Kalorien mundgerecht« schon seit 1975 als Orientierungshilfe für eine gesunde Ernährung im Alltag. Neben wichtigen Grundnahrungsmitteln finden Sie in den Tabellen auch beliebte Gerichte, Fertigprodukte, Snacks und Fast Food mit Nährwertangaben pro Portion. Die einfache Benutzung und das handliche Format der übersichtlichen Tabellen machen dieses Buch zu einem kompetenten Wegbegleiter.

Das Nestlé Ernährungsstudio bietet jede Menge nützliche Informationen rund um einen gesunden Lebensstil für Sie und die ganze Familie. Entdecken Sie unter www.ernaehrungsstudio.nestle.de unsere interaktiven Anwendungen und informieren Sie sich in zahlreichen Beiträgen über Ernährungs- und Gesundheitsthemen.

Im Nestlé Ernährungsstudio erhalten Sie Anregungen, Tipps und Auskünfte zu folgenden Schwerpunkten:

Kind & Familie – Hier bekommen Schwangere und Stillende gute Ratschläge. Eltern erfahren Nützliches rund um die Ernährung ihrer Kinder. Und Sie finden Interessantes zu den Themen „Feste feiern" und „Verreisen" – für die ganze Familie.

Wohlfühlgewicht – Wie Sie bewusst genießen und dabei Ihr Gewicht halten können, lesen Sie an dieser Stelle. Hinzu kommen Tipps und Tricks für gesundes und erfolgreiches Ab- und Zunehmen.

Ernährung & Wissen – Hier haben wir grundlegende Informationen zu Inhaltsstoffen von Lebensmitteln aufgeführt. Wir erläutern, wie Sie bestimmte Krankheiten mit einer angepassten Ernährung positiv beeinflussen können. Darüber hinaus stellen wir die Nestlé Forschungsarbeit sowie unsere aktuellen Studienergebnisse vor. Und Sie erhalten detaillierte Informationen zu den Inhaltsstoffen unserer Produkte.

Rezepte & Kochtipps – In dieser Rubrik geht es um Mahlzeiten für einen ausgewogenen und schnellen Genuss, um Spezialitäten aus anderen Ländern und um Ideenreiches für Feste und sonstige Anlässe. Außerdem erhalten Sie Anregungen für das Kochen mit Kindern und natürlich jede Menge Rezeptideen.

Fitness & Vitalität – Körperliche und geistige Leistungsfähigkeit sind wichtig für unser Wohlbefinden. Deshalb haben wir unter den Themen „Fitness", „Bewegung", „Entspannung" und „Abwehrkräfte" wichtige Informationen für Sie zusammengestellt.

Tipps & Tools – An dieser Stelle finden Sie spannende interaktive Anwendungen wie Rechner, Tests und Checks. Ermitteln Sie beispielsweise Ihren individuellen Nährstoffbedarf mithilfe unseres Nährstoffrechners. Außerdem können Sie unbekannte Begriffe im Ernährungslexikon nachlesen oder im Saisonkalender checken, welches Obst und Gemüse gerade heimisch wächst.

Fachkräftebereich – Der Fachkräftebereich richtet sich an Menschen, die in der Ernährungs- oder Medizinbranche tätig sind, sowie an Pädagogen. Ihnen bieten wir beispielsweise kostenlose Broschüren für die Beratung und den Unterricht sowie verschiedene Rechner. Darüber hinaus informieren wir über die aktuellsten Termine.

Alles Gute wünscht Ihnen
Ihr Team vom Nestlé Ernährungsstudio

Wir beraten Sie gerne telefonisch unter 069/6671-8888.
Hier bekommen Sie Antworten auf Ihre Fragen zu einer gesunden, ausgewogenen Ernährungsweise und zu Nestlé Produkten.

Nestlé
ERNÄHRUNGSSTUDIO
IHR BERATER FÜR
GESUNDE ERNÄHRUNG
www.nestle.de

WICHTIGE HINWEISE ZUR NUTZUNG DER TABELLE

Die Tabelle enthält Nährwertangaben für ca. 1.800 Lebensmittel und Produkte aus allen Lebensmittelgruppen. Sie wurden in acht Hauptgruppen unterteilt. Die Angaben der Nährstoffe und Kilokalorien beziehen sich auf den essbaren Anteil der Lebensmittel und auf die zum Redaktionsschluss gültigen Rezepturen. Nährwertangaben für Gerichte wurden mithilfe bekannter Standardrezepte berechnet.

Die große natürlich vorkommende Streubreite in der Zusammensetzung unserer Lebensmittel und Gerichte sowie unterschiedliche Lagerungs- und Zubereitungsverluste, Reifezustände und Erntezeitpunkte führen dazu, dass die Nährwertangaben vielfach nur Schätzungen der tatsächlichen Gehalte sein können.

FÜR MENSCHEN MIT DIABETES

In der Therapie des Diabetes wird Patienten eine vollwertige Ernährung nach den Regeln der Deutschen Gesellschaft für Ernährung (DGE) ebenso empfohlen, wie sie auch für Gesunde empfohlen wird. Jedoch ist es für einen Menschen mit Diabetes unerlässlich, den Gehalt an blutzuckerwirksamen Kohlenhydraten zu berechnen. Die Angabe von Broteinheiten (BE) hat sich hierzu in der Praxis als wertvolles Hilfsmittel erwiesen. Daher weist die Tabelle für sämtliche Lebensmittel auch weiterhin Broteinheiten aus, obwohl Lebensmittel lt. geltender Diätverordnung keine BE-Angaben tragen dürfen.

Die BE-Angaben wurden auf der Basis der (Gesamt-)Kohlenhydratmenge eines Lebensmittels gemäß Bundeslebensmittelschlüsssel bzw. Herstellerangaben wie folgt berechnet:

1 BE = 12 g Kohlenhydrate

Beispiel: 40 g Haferflocken mit 125 ml fettarmer Milch enthalten 28 g Kohlenhydrate. Daraus ergeben sich 28 : 12 = 2,3 BE

Bitte beachten Sie dazu noch folgende Hinweise:
Für Lebensmittel bzw. Produkte wie Gemüse und Salat, Kräuter oder Pilze, die i.d.R. keine blutzuckerwirksamen Kohlenhydrate enthalten, wurden die BE-Werte in der Tabelle anhand der o.g. Formel ebenfalls berechnet. Diese Lebensmittel können aber ohne BE-Anrechnung bis zu einer üblichen Portionsgröße von 200 g verzehrt werden.

Ein entsprechender Hinweis findet sich bei den relevanten Produkten. Die Nährwerte der industriell hergestellten Produkte sind entsprechend den Aussagen der Hersteller für die im Handel befindlichen Produkte angegeben. Änderungen der Rezepturen und der Nährwertanalysen sind jedoch jederzeit möglich. Bitte prüfen Sie daher grundsätzlich auch immer die Herstellerangaben auf den Verpackungen. Eine Gewähr für die Verfügbarkeit der Produkte und die Richtigkeit der Nährwertangaben kann nicht übernommen werden.

EINE AUSGEWOGENE ERNÄHRUNG

Kenntnisse über eine optimal zusammengesetzte Ernährung sind Ihnen als gesundheitsbewusstem Menschen wichtig. Die in den Lebensmitteln enthaltenen Nährstoffe werden zur Energiegewinnung sowie zum Aufbau von Körpersubstanzen (beispielsweise Muskulatur) und Botenstoffen (wie Hormonen) benötigt. Nährstoffe sind Eiweiß (Protein), Fett und Kohlenhydrate sowie Vitamine, Mineralstoffe, Ballaststoffe und sekundäre Pflanzenstoffe.

Als Orientierung für die tägliche Energiezufuhr können die Nährstoffe in folgendem Verhältnis aufgenommen werden:

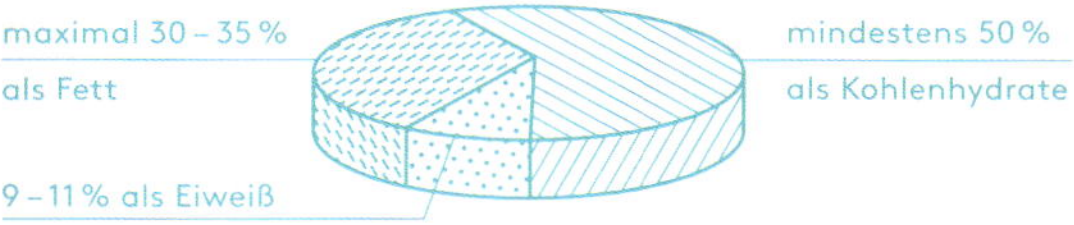

ENERGIEBEDARF

Der Energiebedarf des Menschen hängt von verschiedenen Faktoren ab. Dazu gehören Geschlecht, Alter, Körpergröße, Klima, Art und Dauer der körperlichen Tätigkeit sowie die Stoffwechselsituation. Er setzt sich zusammen aus dem Grund- und Leistungsumsatz. Der Grundumsatz ist die Energiemenge, die der Körper bei völliger Ruhe und gleichbleibender Umgebungstemperatur zur Aufrechterhaltung lebensnotwendiger Funktionen (wie Atmung, Körpertemperatur und Verdauung) innerhalb von 24 Stunden verbraucht. Der Leistungsumsatz richtet sich nach der Dauer und Intensität der körperlichen Aktivität.

Unter https://ernaehrungsstudio.nestle.de/tippstools/rechner/kalorienbedarf.htm kann jeder seinen Energiebedarf selbst berechnen

Energieaufnahme und Energieverbrauch bestimmen das Körpergewicht. Täglich sollte im Durchschnitt so viel Energie aufgenommen werden, wie durch körperliche Tätigkeit und Stoffwechselvorgänge verbraucht wird. Wird auf Dauer mehr zugeführt, als der Körper verbraucht, kommt es zur Gewichtszunahme.

ENERGIEGEHALT DER NÄHRSTOFFE – PRO GRAMM

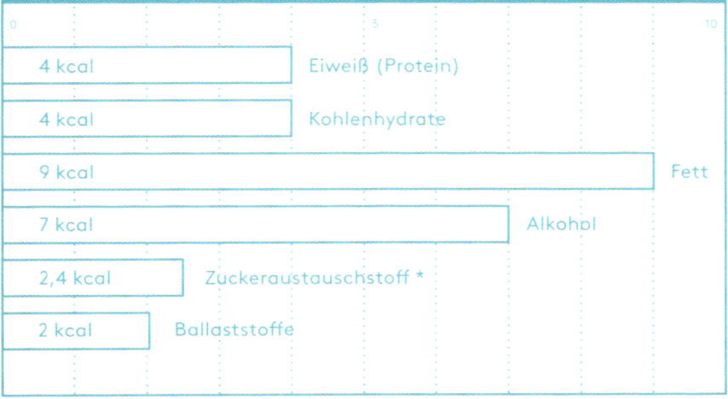

* z.B. Sorbit, Xylit, Isomalt oder Maltit

Wann ist unser Körpergewicht als normal einzuschätzen? Als Maß zur Beurteilung des Körpergewichts dient der Body-Mass-Index (BMI). Er wird wie folgt berechnet:

NORMALGEWICHT

BERECHNUNG DES BODY-MASS-INDEX

$$BMI = \frac{\text{Körpergewicht in kg}}{\text{Größe in m} \times \text{Größe in m}}$$

Der BMI einer Frau, die 1,64 m groß ist und 58 Kilogramm wiegt, beträgt:

$$BMI = \frac{58\ \text{kg}}{1{,}64\ \text{m} \times 1{,}64\ \text{m}} = 21{,}56\ \text{kg/m}^2$$

Ein BMI von gerundet 22 ist normal. Der BMI gilt nicht für Kinder, Jugendliche, Hochleistungssportler und Schwerstarbeiter.

Der BMI gilt nicht für Kinder, Jugendliche, Hochleistungssportler und Schwerstarbeiter. Liegt Übergewicht vor, steigt das Risiko für die Entstehung vieler Krankheiten wie Herz-Kreislauf-Erkrankungen, Diabetes mellitus, Gicht, Fettstoffwechselstörungen.

Eine Gewichtsabnahme kann in vielen Fällen zu einer Besserung von Stoffwechselstörungen und einer Verminderung der Risikofaktoren (Bluthochdruck, erhöhte Blutzucker- und Blutfettwerte, erhöhte Harnsäurewerte) beitragen.

BEWERTUNG DES BMI

Gewicht	BMI
Untergewicht	< 18,5
Normalgewicht	18,5 – 24,9
Übergewicht	25 – 29,9
Adipositas Grad 1	30 – 34,9
Adipositas Grad 2	35 – 39,9
Adipositas Grad 3	≥ 40

Quelle: World Health Organization, 2018

Unter https://ernaehrungsstudio.nestle.de/tippstools kann jeder seinen BMI selbst berechnen. Dort finden Sie auch einen BMI-Rechner für Kinder, einen Energiebedarfs- und einen Nährstoffrechner.

DIE ERNÄHRUNGSPYRAMIDE

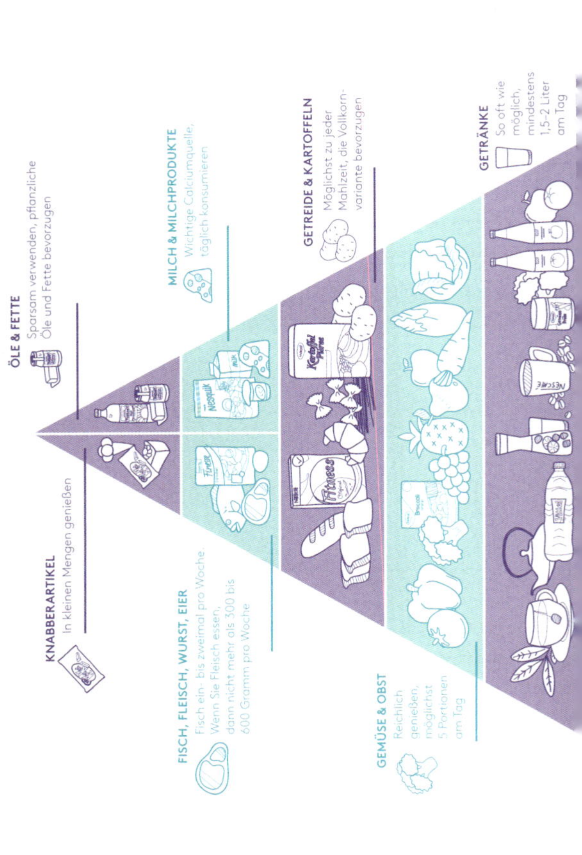

Quelle: Nestlé Ernährungsstudio

DER ERNÄHRUNGSFAHRPLAN

Die Ernährungspyramide zeigt Ihnen auf einen Blick, welche Bedeutung die einzelnen Lebensmittelgruppen im Rahmen einer ausgewogenen, abwechslungsreichen Ernährungsweise haben sollten. Das vielfältige Lebensmittelangebot ist in sieben unterschiedlich große Gruppen eingeteilt. Je größer das jeweilige Lebensmittel-Segment in der Pyramide dargestellt ist, desto reichlicher können Sie hier zugreifen.

Wenn Sie Ihre Lebensmittel in optimaler Menge aus allen sieben Gruppen auswählen und auf Frische und Abwechslung achten, ernähren Sie sich vollwertig und ausgewogen. Bevorzugen Sie Lebensmittel aus den unteren Gruppen und essen Sie weniger aus den oberen Gruppen. Wechseln Sie vor allem bei Lebensmitteln aus der Gruppe Fleisch und Fisch konsequent ab.

Neben einer ausgewogenen Ernährung ist auch körperliche Aktivität sehr wichtig. Wer Sport treibt, bleibt nicht nur fit, sondern erhöht auch seinen Grund- und Leistungsumsatz und treibt damit den Kalorienverbrauch nach oben.

Mit dem Kalorienverbrauchs-Rechner unter https://ernaehrungsstudio.nestle.de/tippstools können Sie sich Ihren Kalorienverbrauch bei bestimmten Tätigkeiten selbst errechnen.
Quelle: www.ernaehrungsstudio.nestle.de

ERNÄHRUNGSUMSTELLUNG UND GESUNDES ESSVERHALTEN

Wenn Sie abnehmen möchten oder müssen, können Verhaltensänderungen Ihr Ziel zum Wunschgewicht deutlich unterstützen. Zum Beispiel können sie Ihnen helfen, Heißhungerphasen zu vermeiden, Körpersignale wie Sättigung besser wahrzunehmen und Essen oder Trinken nicht als Tröster oder Lückenbüßer (beispielsweise für Langeweile) einzusetzen. Die beiden wichtigsten Erfolgsrezepte für eine dauerhafte Umstellung der Ernährungsgewohnheiten lauten:

1. Nicht zu viel auf einmal vornehmen!
2. Keine starren Verbote!

Sie erreichen Ihre Ziele sicherer, wenn Sie die angestrebten Verhaltensänderungen in kleinen Schritten einüben und so festigen. Starre Verbote und starre Diätprogramme werden fast zwangsläufig bei gegebener Gelegenheit gebrochen, und der damit verbundene Frust führt leicht zur Aufgabe des Vorhabens. Flexible Regeln und Programme sind erfolgversprechender. Man kann ab und zu einmal etwas „sündigen", sofern man danach wieder entsprechend etwas kürzer tritt. In jedem Fall ist eine dauerhafte Änderung des Ernährungsverhaltens der sinnvollste Weg. Gönnen Sie Ihrem Körper viel Bewegung im Alltag und bauen Sie regelmäßig Sport in Ihr Leben ein. Sogenannte Crash-Diäten sind nicht sinnvoll, denn sie führen nicht zu einer dauerhaften Gewichtsabnahme. Viel besser ist eine langfristige Änderung des Ernährungsverhaltens.

ENERGIEVERBRAUCH DURCH VERSCHIEDENE TÄTIGKEITEN

(bezogen auf eine Frau mit einem Körpergewicht von 60 kg)

LEBENSMITTEL	KCAL	VERBRAUCHT DURCH
1 Scheibe Pumpernickel, 40 g	78	25 min. Tanzen
1 Scheibe Toastbrot Vollkorn, 30 g	72	20 min. Gymnastik
1 Portion Doppelrahmfrischkäse, 30 g*	101	12 min. Fußballspielen
1 Esslöffel saure Sahne extra, 15 g	28	3 min. Brustschwimmen
1 Pizza, 250 g	550	43 min. Squash
1 Stück Zwiebelkuchen, 100 g	182	22 min. Walking
1 Portion Pommes frites, 150 g	439	51 min. Skilanglauf
1 Stück Stollen, 100 g	389	46 min. Walking
1 Stück Buttercremetorte	334	83 min. Tischtennis
1/2 Tafel Vollmilch-Nussschokolade	260	40 min. Tennisspielen
75 g Eiscreme	154	22 min. Inlineskaten
1 Glas Pfirsichnektar, 200 ml	120	30 min. Tischtennisspielen
1 Glas Rotwein, 125 ml	85	29 min. Tanzen
2 Gläser Likör, 4 cl	97	25 min. Tischtennisspielen
1 Piccolo Sekt, 0,2 l	166	30 min. Krafttraining
1 Glas trockener Sherry, 50 ml	58	9 min. Tennisspielen
1 Flasche Bier, 0,5 l	212	22 min. Brustschwimmen

* 60 % Fett i. Tr.

Unter *http://ernaehrungsstudio.nestle.de/TippsTools/Rechner/kalorienverbrauch.htm* kann jeder seinen Kalorienverbrauch bei bestimmten Tätigkeiten selbst berechnen.

	kcal	Fett g	KH g	BE
MILCH – pro Glas/Becher				
Kuhmilch, Roh-, Vorzugsmilch, 3,8 % Fett, 200 ml	134	8	9	0,8
– Vollmilch, 3,5 % Fett, 200 ml	130	7	9	0,8
– fettarme Milch, H-Milch, 1,5 % Fett, 200 ml	96	3	10	0,8
– Magermilch, entrahmte Milch, 0,3 % Fett, 200 ml	70	+	10	0,8
Schafsmilch, 125 g	118	7	6	0,5
Stutenmilch, 125 g	60	2	8	0,7
Ziegenmilch, 125 g	84	5	5	0,4
MILCHMISCHGETRÄNKE – pro Glas/Becher				
Bananenmilch (Vollmilch), 3,5 % Fett, 200 ml	200	6	30	2,5
Banana Drink, 0,1 % Fett, Milram, 200 ml	110	+	20	1,7
Bio Lassi, Chai, 3,5 % Fett, 250 g	200	6	30	2,5
Bio Lassi, Mango, 3,5 % Fett, Andechser, 250 g	213	7	32	2,7
Erdbeermilch (Vollmilch), 3,5 % Fett, 200 ml	200	6	30	2,5
Schoko Milch, Landliebe, 200 ml	143	4	19	1,6
Vanille Milchshake, McDonalds, 208 ml	235	4	43	3,6
JOGHURT – pro Glas/Becher				
Joghurt, natur, entrahmt, 150 g	56	2	7	0,6
– Joghurt, 1,5 % Fett (fettarm), 150 g	74	2	7	0,6
– Joghurt, 3,5 % Fett, 150 g	104	6	7	0,6
– Joghurt, 10 % Fett, 150 g	177	15	6	0,5
Almighurt, Aprikose, Ehrmann, 150 g	143	4	22	1,8
– Bircher Müsli, 150 g	162	5	25	2,1
Andechser Ziegenjoghurt mild, Bio, 3,2 % Fett, 125 g	119	8	5	0,4

	kcal	Fett g	KH g	BE
Ayran, 1 % Fett, Gazi, 250 ml	93	5	6	0,5
Landliebe, Heidelbeere, 3,8 % Fett, 150 g	149	5	21	1,8
– Erdbeere, 1,5 % Fett, 150 g	145	3	20	1,7
Müller, Froop Frucht auf Joghurt, Kiwi, 150 g	161	3	25	2,1
– Joghurt mit der Ecke, Knusper Original, 150 g	165	8	16	1,3
Yogurt Süzme, 10 % Fett, 200 g	260	20	9	0,7
Zott Sahne-Joghurt mild, Balance Kirsch, 150 g	167	12	7	0,6

KEFIR* – pro Glas/Becher

Bio Kefir, Lemon, 1,5 % Fett, Andechser, 200 g	144	3	24	2,0
Fruchtkefir, 200 g	198	6	28	2,6
Kefir, 1,5 % Fett, 200 g	130	3	7	0,6
Kefir, 3,5 % Fett, 200 g	128	7	7	0,6
Sahnekefir, Pfirsich-Maracuja, 10 % Fett, 200 g	147	8	13	1,1

SAHNE, PUDDING UND SONSTIGE MILCHPRODUKTE

Buttermilch, 200 g	74	1	8	0,7
Buttermilch Drink, Mango Marac., 0,4 % Fett, 200 g	114	1	21	1,8
Crème fraîche, 30 % Fett, 15 g (1 EL)	42	4	+	+
– Crème double, 40 % Fett, 15 g (1 EL)	60	6	+	+
Crème légère Classic, 15 % Fett, 15 g (1 EL)	25	2	1	0,1
Dany Sahne Vanille und Sahne, 115 g	153	7	20	1,6
Dickmilch, 3,5 % Fett, 200 g	128	7	8	0,7
Fruchtbuttermilch, 200 g	208	1	41	3,4
Fruchtbuttermilch, Multivitamin, Müller, 200ml	136	1	25	2,1
Grießpudding Traditionell, Landliebe, 150 g	205	9	25	2,1
– Vollkorn, 150 g	200	9	24	2

* Handelsüblicher Kefir kann bis zu 5 % Alkohol enthalten.

MILCHPRODUKTE

	kcal	Fett g	KH g	BE
Milchreis, Bio Kirsche, Söbbeke, 150 g	113	4	28	2,3
Milchreis, leicht & lecker Original, Müller, 200 g	152	5	21	1,8
Milchsnack, Yayla, 28 g	112	8	12	1,0
Molke, sauer, 200 g	46	+	8	0,7
Molke-Fruchtgetränk, 200 g	130	+	30	2,5
Sahnepudding, Vanille, Landliebe, 150 g	214	12	22	1,8
Saure Sahne, 10 % Fett, 15 g (1 EL)	28	3	1	+
Saure Sahne, 20 % Fett, 15 g (1 EL)	31	3	+	+
Schlagsahne, ungeschl., 30 % Fett, 30 g (2 EL)	91	10	1	0,1
geschlagene Sahne, 30 % Fett, 15 g (1 EL)	49	5	1	0,1
geschlagene Sahne, 40 % Fett, 15 g (1 EL)	57	6	+	+

BUTTER – pro Portion

	kcal	Fett g	KH g	BE
Butter, 100 g	741	83	1	0,1
– Halbfett-Butter, 40 % Fett, 20 g	76	8	1	0,1
Arla Kaergarden ungesalzen, 75 % Fett, 20 g	136	15	+	+
Kräuterbutter, Milfina, 20 g	115	12	1	+
Leichte Butter, Du darfst, 39 % Fett, 10 g	35	4	1	+

PROBIOTISCHE PRODUKTE – pro Glas/Becher

	kcal	Fett g	KH g	BE
Actimel Drink, Classic, 100 g	73	2	11	0,9
– Classic, 0,1 % Fett, 100 g	28	+	3	0,3
Activia classic, natur, 3,5 % Fett, 115 g	85	4	7	0,6
Biac, Vanille, Aldi-Süd, 200 g	173	3	30	2,5
LC1 Pur Drink, 3,5 % Fett, Nestlé, 125 g	90	4	7	0,6
Yakult original, 65 ml	43	+	10	0,8
– Yakult light, 65 ml	27	+	9	0,7

FRISCHKÄSE UND QUARK (pro Portion)

	kcal	Fett g	KH g	BE
Brunch, Balance, 30 g	55	5	1	0,1
- Feine Kräuter, 30 g	76	7	1	0,1
Buko, Der Sahnige, Doppelrahmstufe, Arla, 20 g	55	5	+	0,02
Exquisa Frischkäse, der Sahnige, natur, 30 g	74	7	1	0,1
- Fitline, 0,2 % Fett, 30 g	19	+	1	0,1
- mit Joghurt, 30 g	51	4	1	0,1
Früchtequark, 10 % F. i. Tr., 100 g	106	1	17	1,4
Fruchtquark, Bio, Himbeere, Andechser, 150 g	161	5	18	1,5
Fruchtzwerge, Erdbeer, Danone, 50 g	51	2	6	0,5
Frühlingsquark, 10 % Fett, Milram, 50 g	71	5	2	0,2
kiri Joghurt, Frischkäse, Bel, 20 g	51	5	0	0
Körniger Frischkäse, 20 % F. i. Tr., 100 g	104	4	3	0,3
Kräuterquark, 30 % F. i. Tr., 100 g	100	6	5	0,4
- 40 % F. i. Tr., 100 g	144	10	3	0,3
Mascarpone, 80 % F. i. Tr., 50 g	194	20	1	0,1
Mozzarella, 20 % F. i. Tr., 50 g	52	2	2	0,1
Obstgarten, Erdbeere, 0,4 % Fett (leicht), 125 g	88	1	14	1,1
Philadelphia, Kräuter, 64 % F. i. Tr., 30 g	66	6	1	0,1
- Kräuter Balance, 30 g	43	3	2	0,2
Quark, 10 % F. i. Tr., 100 g	83	2	4	0,3
Quark, 20 % F. i. Tr., 100 g	109	5	3	0,3
Quark, 40 % F. i. Tr., 100 g	159	11	3	0,3
QuarkCreme, Natur, 0,2 % Fett, Exquisa, 100 g	51	+	4	0,3
Schichtkäse, 10 % F. i. Tr., 30 g	27	1	1	0,1
Zaziki, 30 g	24	2	1	0,1
Ziegenfrischkäse, Bio, 40% F.i. Tr., Andechser natur, 30 g	35	2	1,2	0,1

KÄSE – pro Portion

	kcal	Fett g	KH g	BE
Allgäuer Hartkäse, 50 % F. i. Tr., 30 g	119	10	0	0
Alpenländer Butterkäse, 50 % F. i. Tr., 50 g	116	10	0	0
Appenzeller (Schweiz), 30 g	118	9	0	0
Babybel, rot, 12 %, Bel, 30 g	98	8	+	0
– Mini Babybel, light, 20 g	42	2	+	+
– Mini Babybel, Emmentaler Art, 20 g	63	5	+	+
Bavaria Blu „Der Würzige", Bergader, 30 g	133	13	+	+
– „Der Milde", 30 g	135	13	+	+
Bergader Almkäse „cremig-würzig", 30 g	135	13	+	+
– „cremig-mild", 30 g	135	13	+	+
Bergblumenkäse, 50 % F. i. Tr., Andechser, 30 g	116	10	0	0
Bergkäse, 50 % F. i. Tr., 30 g	126	10	0	0
Bioländer, 50 % F. i. Tr., Andechser, 30 g	99	8	0	0
Brie, 45 % F. i. Tr., 30 g	85	7	0	0
– Rahmstufe, 50 % F. i. Tr., 30 g	103	8	+	+
– Doppelrahmstufe, 70 % F. i. Tr., 30 g	122	12	0	0
Butterkäse, Vollfettst., 45 % F. i. Tr., 30 g	90	7	0	0
– Rahmstufe, 50 % F. i. Tr., 30 g	100	8	0	0
– Doppelrahmstufe, 60 % F. i. Tr., 30 g	114	10	0	0
Castello Höhlenkäse Classic, 25 g	91	8	+	+
– leicht, 25 g	65	4	+	+
Camembert, 30 % F. i. Tr., 30 g	65	4	0	0
– Fettstufe, 40 % F. i. Tr., 30 g	82	6	0	0
– Vollfettstufe, 45 % F. i. Tr., 30 g	85	7	+	+
– Rahmstufe, 50 % F. i. Tr., 30 g	93	8	+	+
– Doppelrahmstufe, 70 % F. i. Tr., 30 g	122	12	0	0
Chester, Cheddar, 50 % F. i. Tr., 30 g	118	10	+	0

	kcal	Fett g	KH g	BE
Edamer, 10 % F. i. Tr., 30 g	73	5	0	0
– 30 % F. i. Tr., 30 g	76	5	0	0
– 40 % F. i. Tr., 30 g	95	7	0	0
– 45 % F. i. Tr., 30 g	106	8	0	0
– der milde, Du darfst, 21 g (1 Scheibe)	57	4	0	0
Edelpilzkäse, 45 % F. i. Tr., 30 g	91	7	0	0
Emmentaler, 45 % F. i. Tr., 30 g	113	9	0	0
Esrom, Arla, 25 g (1 Scheibe)	81	6	+	+
Feta aus Schafsmilch, Vollfettstufe, 30 g	85	7	+	+
Frischkäse, Buco Rucola Pesto, Arla, 30 g	57	5	1	0,1
Frischkäse Milder Ziegenkäse, Arla, 30 g	60	5	1	0,1
Géramont, Original französischer Weichkäse, 30 g	107	10	+	+
– leicht, 16 %, 30 g	66	5	0	0
Gorgonzola, 55 % F. i. Tr., 30 g	107	9	0	0
Gouda, 40 % F. i. Tr., 30 g	90	7	0	0
– 45 % F. i. Tr., 30 g	109	9	0	0
Grill- und Pfannenkäse, Kräuter, 45 % F. i. Tr., Gazi, 100 g	321	25	1	0,1
Gruyère, 45 % F. i. Tr., 30 g	119	10	0	0
Halloumi, Basilik., 43 % F. i. Tr., Gazi, 100 g	322	25	2	0,2
Hand-, Harzer Käse, 0,5 % F. i. Tr., 30 g	39	+	0	0
Hirtenkäse leicht, 30 % F. i. Tr., 30 g	60	4	+	+
Klosterkäse, 60 % F. i. Tr., 30 g	114	10	0	0
Kochkäse, Magerstufe, 30 g	25	+	1	0,1
– 10 % F. i. Tr., 30 g	31	1	1	0,1
– 20 % F. i. Tr., 30 g	37	2	1	0,1
Leerdammer, 45 % F. i. Tr., Bel, 20 g	70	6	0	0
– Léger, 17 % Fett, 20 g	54	6	0	0
Limburger, 20 % F. i. Tr., 30 g	55	3	0	0
– 40 % F. i. Tr., 30 g	80	6	0	0

	kcal	Fett g	KH g	BE
– 50 % F. i. Tr., 30 g	94	8	0	0
Maasdamer, 45 % F. i. Tr., 30 g	107	8	0	0
– 30 % F. i. Tr., Du darfst, 21 g	57	3	0	0
Münsterkäse, 45 % F. i. Tr., 30 g	87	7	0	0
Parmesan, 45 % F. i. Tr., 30 g	119	9	0	0
– gerieben, 20 g (1 geh. EL)	79	6	0	0
– gerieben, 8 g (1 geh. TL)	32	2	0	0
Raclettekäse, 48 % F. i. Tr., 30 g	103	8	0	0
Räucherkäse, 50 % F. i. Tr., 30 g	107	9	0	0
Romadur, 20 % F. i. Tr., 30 g	54	3	0	0
– Vollfettstufe, 45 % F. i. Tr., 30 g	88	7	0	0
– Doppelrahmstufe, 60 % F. i. Tr., 30 g	113	10	0	0
Roquefort, 50 % F. i. Tr., 30 g	108	9	0	0
Schmelzkäse, 10 % F. i. Tr., 30 g	45	1	2	0,2
– 45 % F. i. Tr., 30 g	82	7	+	+
– 70 % F. i. Tr., 30 g	121	12	1	0,1
Steppenkäse, 45 % F. i. Tr., 30 g	98	8	0	0
Stilton blue, mind. 60 % F. i. Tr., 30 g	138	12	0	0
Tilsiter, 60 % F. i. Tr., 30 g	125	11	0	0
– 45 % F. i. Tr., 30 g	106	8	0	0
Vacherin, 50 % F. i. Tr., 30 g	90	7	0	0
Weinkäse, 60 % F. i. Tr., 30 g	113	10	0	0
Ziegen-Butterkäse, Bio, 48 % F. i. Tr., 30 g	111	9	+	+
Ziegencamembert, Bio, 50 % F. i. Tr., 30 g	94	7	+	+
Ziegengouda, Alnatura, 25 g (1 Portion)	91	8	+	+
Ziegenkäse, 50 % F. i. Tr., Gazi, 30 g	92	8	+	+

LAKTOSEFREIE PRODUKTE

	kcal	Fett g	KH g	BE
MILCH – pro Glas/Becher				
Frische Milch, 1,5 % Fett, MinuLakt, Aldi-Süd, 200 ml	96	3	10	0,8
Frische Milch, H-Milch, 3,8 % Fett, MinusL, 200 ml	134	8	10	0,8
H-Milch, 3,8 % Fett, MinusL, 200 ml	134	8	10	0,8
H-Milch, 1,5 % Fett, MinusL, 200 ml	94	3	10	0,8
MILCHPRODUKTE – pro Glas/Becher				
Butter, MinusL, 20 g	149	16	+	+
H-Schlagsahne, Frei von, REWE, 100 g	293	30	3	0,3
Joghurt natur, 3,8 % Fett, MinusL, 150 g	108	6	8	0,6
– Vanille, 150 g	149	5	21	1,8
– Erdbeere, 150 g	140	5	18	1,5
Joghurt mild, Himb., 3,5 % Fett, Heirler, 150 g	147	4	20	1,7
– Mango, 150 g	155	4	23	1,9
Joghurt Mild, MinuLakt, Aldi-Süd, 150 g	101	6	6	0,5
Kaffeesahne Riegel, 10 % Fett, MinusL, 10 g	12	1	+	+
Lacto Zero, Erdbeere, 3,8 % Fett, 135 g	161	7	19	1,6
– Kirsch, 135 g	163	7	19	1,6
Milchreis, Classic, MinusL, 125 g	161	4	28	2,3
– mit Zimt verfeinert, 125 g	161	4	28	2,4
Schlagsahne, 33 % Fett, MinusL, 100 g	319	33	3	0,3
– Sprühsahne, 30 % Fett, 16 g (1 EL)	46	4	1	0,1
Schmand, 24 % Fett, MinusL, 150 g	366	36	6	0,5
Schokomilch, MinusL, 250 g	158	4	22	1,8

LAKTOSEFREIE PRODUKTE

FRISCHKÄSE, QUARK UND KÄSE – pro Portion

	kcal	Fett g	KH g	BE
Bärlauch Käse, Heirler, 30 g	114	10	+	+
Butterkäse, Heirler, 30 g	114	10	0	0
Emmentaler, Heirler, 30 g	116	9	+	+
Emmentaler Scheiben, 45 % Fett, MinusL, 30 g	107	8	+	+
Frischkäse, laktosefrei, REWE, 20 g	76	7	1	0,1
Frischkäse pur, 70 % Fett, MinusL, 30 g	73	7	1	0,1
– Kräuter, 66 % Fett, MinusL, 30 g	72	7	1	0,1
Géramont mit Joghurt, 30 g	73	6	+	+
Griechischer Hirtenkäse, 48 % Fett, MinusL, 30 g	81	7	+	+
Gouda Scheiben, 48 % Fett, MinusL, 30 g	103	8	+	+
Körniger Frischkäse, 20 % Fett, MinusL, 40 g	34	1	1	0,1
Kräuterkäse, Heirler, 30 g	114	10	+	+
Mozzarella, 45 % Fett, MinusL, 50 g	121	9	1	0,1
Mascarpone, 41 % Fett, MinusL, 50 g	201	21	1	0,1
Quark-Topfenzubereitung, Magerst., MinusL, 100 g	70	+	4	0,4
Skyr, MinusL, 150 g	93	+	6	0,5
Ziegenkäse, Heirler, 30 g	108	9	+	+

GETREIDEPRODUKTE – pro Portion

	kcal	Fett g	KH g	BE
Bio Cornflakes, 3Pauly, 50 g	175	1	37	3,1
Cremeo, 3Pauly, 25 g	252	12	34	2,8
Dinkel Hafer Taler, 3Pauly, 25 g	126	6	15	1,3
Doppelkeks, MinusL, 25 g	122	5	18	1,5
Fior Di Sole, Dr. Schär, 50 g	234	8	39	3,2
Marmorkuchen, Dr. Schär, 70 g	303	16	36	3
Nuss-Nougat Palatschinken, bofrost*free, 85 g	265	15	27	2,2

	kcal	Fett g	KH g	BE
FERTIGGERICHTE – pro Portion				
Broccoli-Nudel-Auflauf, bofrost*free, 400 g	608	34	54	4,5
Lasagne Bolognese, bofrost*free, 400 g	544	27	48	4
Pizza, Putenschinken, Wagner, 340 g	573	11	82	6,8
– Grillgemüse, 340 g	568	12	84	7
Salami-Pizza, bofrost*free, 365 g	978	35	133	11,1
Tortellini Ricotta-Spinat, bofrost*free, 250 g	470	15	60	5
EIS, DESSERTS UND SÜSSWAREN – pro Portion				
Aprikosen-Quark-Kuchen, Eismann, 112 g	236	8	33	2,7
Bourbon-Vanille-Eiskrem, MinusL, 50 g	107	5	13	1,1
Eiscreme Schokosplitter, bofrost*free, 52 g	119	6	13	1,1
Erdbeer-Frucht-Eiskrem, MinusL, 50 g	98	5	12	1
Milchpudding Vanille, MinusL, 125 g	123	4	18	1,5
Sandwich-Eis, Fürst Pückler Art, bofrost*free, 69 g	149	7	20	1,6
Schoko-Pudding mit Sahne, MinusL, 125 g	203	12	20	1,6
Weiße Schokolade mit Crispies, Frankonia, 25 g	137	8	14	1,2
Vollmilchschokolade, Frankonia, 25 g	138	9	13	1,1
Vollmilchschokolade, MinusL, 20 g	117	8	10	0,8
Voll-Nuss-Schokolade, laktosefrei, Ritter-Sport, 20 g	114	8	8	0,7
BROTAUFSTRICHE – pro Portion				
Macadamianuss-Schoko-Creme, vegan, 20 g	126	10	7	0,6
Nuss-Nougat-Creme, MinusL, 20 g	115	8	10	0,8
Nuxi-Schoko-Creme, vegan, Vitaquell, 20 g	123	9	8	0,7

LAKTOSEFREIE PRODUKTE

	kcal	Fett g	KH g	BE
MILCHERSATZDRINKS				
Cashew-Drink, Provamel, 200 ml	66	5	3	0,2
HaferDrink, bio, Vitaquell, 200 ml	82	2	14	1,2
Haferdrink Original, Alpro, 200 ml	88	3	14	1,1
Haselnussdrink, Alpro, 200 ml	58	3	6	0,5
Kokos-Mandeldrink, Provamel, 200 ml	70	5	5	0,4
Mandeldrink Original, Alpro, 200 ml	48	2	6	0,5
ReisDrink, bio, Vitaquell, 200 ml	108	2	22	1,8
ReisDrink, bio ungesüßt, Vitaquell, 200 ml	108	2	22	1,8
Reisdrink Original, Alpro, 200 ml	94	2	19	1,6
Reisdrink Vanille, Berief, 200 ml	74	2	12	1
Schokomilch, MinusL, 250 g	158	4	22	1,8
Soja-Drink, Bio, ungesüßt, granoVita, 200 ml	80	5	2	0,2
SojaDrink, Natur, bio, Vitaquell, 200 ml	70	4	0	0
- Kakao, bio, 200 ml	168	5	22	1,9
Sojadrink, Original mit Calcium, Alpro, 200 ml	78	4	5	0,4
- Light, Alpro, 200 ml	54	2	3	0,3
- Vanilla, Alpro, 200 ml	108	3	13	1,1
JOGHURTALTERNATIVEN				
Bio Soja-Joghurt natur, Berief, 160 g	86	4	6	0,5
- Vanille, 160 g	142	3	22	1,9
Soja-Joghurtalternative, Natur, Alpro, 125 g	63	3	3	0,3
- Erdbeer-Rhabarber, Alpro, 125 g	93	2	12	1
- Vanille, Alpro, 125 g	94	3	12	1

	kcal	Fett g	KH g	BE
Soja-Joghurtalternative, „Frühstück", Natur, Provamel, 125 g	53	3	+	0
– Vanille, Provamel, 125 g	94	3	12	1

SOJADESSERTS

	kcal	Fett g	KH g	BE
Soja-Dessert, Dunkle Schokolade Feinherb, Alpro, 125 g	118	3	18	1,5
– Feine Vanille, 125 g	105	2	17	1,4
– Schokolade Mildfein, 125 g	104	2	16	1,4
– Softer Karamell, 125 g	106	2	17	1,4
Soja Dessert Schokolade, Provamel, 125 g	131	4	18	1,5
– Kokos-Soja-Schokolade, 125 g	110	2	18	1,5
– Karamell, 125 g	122	2	19	1,6

SONSTIGE MILCHERSATZPRODUKTE

	kcal	Fett g	KH g	BE
Reis-Kochcrème Cuisine, 8 % Fett, Alpro, 30 g	29	2	2	0,1
SojaDream, bio, Vitaquell, 15 g	36	3	1	+
Soja Fit Bio Crème, Berief, 15 g	15	1	+	+
Soja-Kochcrème Cuisine, 45 % Fett, Alpro, 30 g	45	5	+	+
– light, 5 % Fett, 30 g	19	1	1	0,1
Wie Frischkäse, Heirler, 30 g	71	6	3	0,3
– Kräuter, Heirler, 30 g	71	6	3	0,3

FRISCHES GEMÜSE – pro Portion

	kcal	Fett g	KH g	BE
Artischocke, 100 g (1 Stück)	22	+	3	0,3*
Auberginen, 200 g	34	+	5	0,4*
Blumenkohl, Karfiol, 200 g	46	1	5	0,4*
Bohnen, dick, 200 g	168	1	25	2,1
Bohnen, grün, 200 g	66	+	10	0,8*
Brokkoli, 200 g	56	+	5	0,4*
Chicorée, 200 g	34	+	5	0,3*
Chinakohl, 200 g	26	+	2	0,4*
Erbsen, grün, 200 g	164	1	25	2,1
Esskastanien, Maronen, 100 g	196	2	41	3,4
Fenchel, 300 g (1 große Knolle)	57	1	9	0,8*
Frühlingszwiebeln, Lauchzwiebeln, 100 g	42	+	9	0,3*
Gemüsebanane, Kochbanane, 200 g	246	1	57	4,8
Grünkohl, Braunkohl, 200 g	74	2	5	0,4*
Gurke, 200 g	24	+	4	0,3*
Knoblauch, 20 g	28	+	6	0,5
Kohlrabi, 200 g	50	+	7	0,6*
Kürbis, Winter-Squash, 200 g	54	+	9	0,8*
Lauch, Porree, 200 g	50	+	7	0,6*
Mais, Zuckermais, Speisemais, 200 g	178	2	31	2,6
Mangold, Römischer Kohl, Lattich, 200 g	32	1	1	0,1*
Meerrettich, Kren, 30 g	19	+	4	0,3*
Möhren, Mohrrüben, Karotten, 200 g	66	+	14	1,2*
Paprikaschoten, Peperoni, gelb, 200 g	76	1	14	1,2*
Paprikaschoten, grün, 200 g	76	+	15	1,3*
Paprikaschoten, rot, 200 g	66	+	12	1*
Petersilienwurzel, 200 g	80	2	12	1*

*Diese Produkte dürfen ohne BE-/KE-Anrechnung bis zu einer üblichen Portionsgröße von 200 g verzehrt werden.

	kcal	Fett g	KH g	BE
Radicchio, 100 g	14	+	2	0,2*
Radieschen, 80 g (1 Bund)	13	+	2	0,2*
Rhabarber, 125 g	16	+	2	0,2*
Rosenkohl, Kohlsprossen, 200 g	72	1	7	0,6*
Rote Bete, Randen, Rote Rüben, 200 g	82	+	17	1,4*
Rotkohl, Blaukraut, Blaukabis, 200 g	46	+	7	0,6*
Schwarzwurzeln, 200 g	38	+	4	0,2*
Sellerie, Bleich-, Staudensellerie, 200 g	34	+	4	0,3*
Spargel, 200 g	36	+	4	0,3*
Spinat, 200 g	38	1	1	0,1*
Steckrübe, 200 g	70	+	14	1,2*
Tomaten, 200 g	34	+	5	0,5*
Topinambur, Erdbirne, Erdartischocke, 200 g	62	1	8	0,7*
Wasserkastanien, 100 g	65	+	14	1,2
Weißkohl, Weißkraut, Weißkabis, 200 g	50	+	8	0,7*
Wirsingkohl, Savoyerkohl, 200 g	54	1	6	0,4*
Zucchini, 200 g	42	1	5	0,3*
Zuckererbsen, Zuckerschoten, 200 g	118	+	20	2
Zwiebel, mittelgroß, 50 g (1 Stück)	14	+	2	0,2*

GEMÜSESÄFTE – pro Becher/Glas

	kcal	Fett g	KH g	BE
Gemüsesaft, 200 g	64	+	9	0,8
Karottensaft, Möhrensaft, 200 g	48	+	10	0,8
Rote-Bete-Saft, 200 g	76	+	16	1,3
Sauerkrautsaft, 200 g	30	1	1	0,1
Selleriesaft aus Bleichsellerie, 200 g	28	+	4	0,3
Spinatsaft, 200 g	24	+	1	0,1
Tomatensaft, 200 g	34	+	6	0,5

	kcal	Fett g	KH g	BE

GEMÜSEKONSERVEN - pro Portion

Apfelrotkohl, Hengstenberg, 200 g	100	1	17	1,5
Artischocken, Konserve, 50 g	10	+	1	0,1
Gewürzgurken, Salz-, Dillgurken, 50 g	11	+	1	0,2
Karottensalat, gesäuert, 150 g	48	+	8	0,6
Maiskölbchen, gesäuert, 50 g	22	1	8	0,7
Olive, grün, mariniert, 30 g	39	4	1	0,1
- schwarz, „griech. Art", 30 g	104	11	1	0,1
Paprikaschoten, Konserve, abgetr., 100 g	16	+	2	0,2
Rhabarberkompott, o. Zuckerzusatz, 150 g	111	+	25	2,1
Rote Bete, Rote Rüben, gesäuert, 150 g	48	+	10	0,8
Sauerkraut, 150 g	26	1	1	0,1
Tomaten passiert, Oro di Parma, 100 g	31	+	5	0,4
- stückig, Oro di Parma, 100 g	23	+	3	0,3

TIEFKÜHLGEMÜSE UND -GERICHTE - pro Portion

Blumenkohl, Rahm-Gemüse, TK, 160 g	115	7	8	0,7
Junge Brechbohnen, Bioland, TK, Frosta, 150 g	44	0	5	0,4
Broccoli-Röschen, TK, Eismann, 165 g	62	2	3	0,2
Buttergemüse, TK, iglo, 150 g	135	8	10	0,8
Erbsen & Karotten Deutsche Küche, TK, bofrost, 200 g	140	1	19	1,6
Gemüse Mix Deutsche Küche, TK, Frosta, 150 g	65	1	7	0,5
- Italienische Küche, 150 g	44	1	6	0,5
Grünkohl, TK, iglo, 150 g	45	2	2	0,1
- fix & fertig, TK, iglo, 200 g	230	20	6	0,5
Karotten, Bio, TK, Frosta, 150 g	44	1	7	0,6
Kohlrabi, Rahm-Gemüse, TK, iglo, 167 g	77	4	8	0,7

	kcal	Fett g	KH g	BE
Leipziger Allerlei, TK, Eismann, 165 g	70	0	10	0,8
Porree, Rahm-Gemüse, TK, iglo, 150 g	100	6	9	0,7
Rosenkohl, TK, Eismann, 165 g	310	2	5	0,4
Rosenkohl Rahmgemüse, TK, Frosta, 150 g	90	6	5	0,4
Ratatouille, TK, bofrost, 200 g	248	19	16	1,3
Spinat, jung, TK, iglo, 150 g	33	1	1	0,1
- Rahm-Blattspinat, 150 g	97	5	6	0,5
Suppengemüse, TK, Eismann, 165 g	58	0	8	0,7
Wirsing, Rahm-Gemüse, 150 g	86	5	7	0,6
- Rahmwirsing, TK, Eismann, 165 g	84	5	5	0,5
Zartes Buttergemüse, TK, Eismann, 165 g	131	9	9	0,7

KARTOFFELN – pro Portion

	kcal	Fett g	KH g	BE
Bratkartoffeln, 200 g	320	17	38	3,2
Kartoffeln, roh, 200 g	146	+	31	2,6
Kartoffelpuffer, Reibekuchen, 150 g	460	32	38	3,2
Kartoffelpüree, -brei, 250 g	240	6	40	3,3
Kartoffelsalat mit Essig/Öl-Dressing, 250 g	255	15	28	2,3
Kartoffelsuppe, 125 g	240	14	18	1,5
Klöße, aus gekochten Kartoffeln, 200 g	178	2	32	2,7
- halb und halb, 200 g	182	+	41	3,4
Kroketten, zubereitet, 150 g	290	13	35	2,9
Ofenkartoffel, gebacken, 200 g	172	+	36	3
Pellkartoffeln, 200 g	141	+	30	2,5
Pommes frites, frittiert, 150 g	438	22	54	4,5
- Backofen-Pommes-frites, 150 g	380	15	57	4,8
Salzkartoffeln, 200 g	140	+	30	2,5
Schupfnudeln, 150 g	225	3	41	3,4

HÜLSENFRÜCHTE	kcal	Fett g	KH g	BE
Bohnen, weiß, roh, 100 g	263	2	40	3,3
– Konserve, abgetropft, 100 g	64	+	10	0,8
Bohnen, grün, roh, 100 g	33	+	5	0,4
– getrocknet, 60 g	163	1	25	2,1
– Konserve, abgetropft, 100 g	16	+	2	0,2
Erbsen, grün, roh, 100 g	82	+	12	1
– getrocknet, 60 g	166	1	25	2,1
– Konserve, abgetropft, 100 g	51	1	6	0,5
Kichererbsen, roh, 100 g	141	3	22	1,8
– getrocknet, 60 g	186	4	27	2,3
– Konserve, gegart, abgetropft, 100 g	29	2	4	0,3
Kidneybohnen, roh, 100 g	251	1	37	3,1
– Konserve, abgetropft, 100 g	106	1	15	1,3
Linsen, frisch, 100 g	309	1	49	4,1
– getrocknet, 60 g	165	1	24	2
– Konserve, abgetropft, 100 g	131	1	21	0,4
Mungobohnen, frisch, 100 g	274	1	42	3,5
Saubohnen, frisch, 100 g	234	2	27	2,3
– getrocknet, 60 g	196	1	29	2,4
– Konserve, abgetropft, 100 g	99	+	12	0,6
Sojabohnen, frisch, 100 g	144	6	10	0,8
– getrocknet, 60 g	206	11	4	0,3
– Konserve, abgetropft, 100 g	137	8	3	0,1
Sojaeiweiß, texturiert (Fleischersatz), 100 g	245	2	7	+
Weiße Bohnen, frisch, 100 g	234	2	27	2,3
– getrocknet, 60 g	196	1	29	2,4
– Konserve, abgetropft, 100 g	59	+	7	0,6

*Diese Produkte dürfen ohne BE-/KE-Anrechnung bis zu einer üblichen Portionsgröße von 200 g verzehrt werden.

	kcal	Fett g	KH g	BE
BLATTSALATE – pro Portion				
Brennnessel, 50 g	21	+	1	0,1*
Chicorée, 100 g	17	+	2	0,2*
Radicchio, 100 g	14	+	2	0,2*
Eichblattsalat, 50 g	6	+	1	0,1*
Eisbergsalat, Krachsalat, 50 g	7	+	1	0,1*
Endivie, Eskariol, 50 g	8	1	1	0,1*
Feldsalat, Rapunzel, 50 g	8	+	+	+*
Kopfsalat, 50 g	6	+	1	0,1*
Romanasalat (Römischer Blattsalat), 50 g	10	+	1	0,1*
Rucola, 50 g	14	+	1	0,1*
Sauerampfer, 50 g	11	+	1	0,1*
SALATE, FRISCH ZUBEREITET, MIT DRESSING				
Bohnensalat, gesäuert, 100 g	64	5	4	0,3*
Chinakohlsalat, mit saurer Sahne, 100 g	64	6	2	0,2*
Eisbergsalat, mit Salatsauce, 100 g	91	9	1	0,1*
Endiviensalat, mit Essigmarinade, 100 g	103	10	1	0,1*
– mit Joghurtsauce, 100 g	39	2	2	0,2*
Feldsalat, mit Salatsauce, 100 g	98	10	1	0,1*
Gurkensalat, mit Joghurtsauce, 100 g	41	3	3	0,3*
Karottensalat, Zitronenmarinade, 100 g	107	8	8	0,7*
Krautsalat, 100 g	68	6	2	0,2*
Paprikasalat, mit Essigmarinade, 100 g	53	4	3	0,3*
Selleriesalat, gesäuert, 100 g	21	+	2	0,2*
Tomatensalat, mit Olivenöl, 100 g	100	10	2	0,2*
Weißkrautsalat, mit Öl und Senf, 100 g	111	10	3	0,3*

	kcal	Fett g	KH g	BE

FRISCHE KRÄUTER – pro Portion

	kcal	Fett g	KH g	BE
Bärlauch, 25 g	5	+	1	0,1*
Basilikum, Dill, Oregano, Petersilie, 5 g	3	+	+	+*
Gartenkresse, 25 g	9	+	1	0,1*
Kerbel, Schnittlauch, 5 g	3	+	+	+*
Rosmarin, Salbei, 5 g	3	+	+	+*
Thymian, 5 g	2	+	+	+*
Zitronenmelisse, 5 g	2	+	+	+*

SPROSSEN – pro Portion

	kcal	Fett g	KH g	BE
Alfalfasprossen, 100 g	32	1	2	0,2*
Bambussprossen, 100 g	18	+	1	0,1*
Bohnensprossen, 100 g	41	+	6	0,5*
Lunjasprossen, Mungobohnenkeime, 100 g	24	3	2	0,2*
Sojasprossen, 100 g	54	1	5	0,4*

PILZE – pro Portion

	kcal	Fett g	KH g	BE
Austernpilze, 200 g	46	+	5	+*
Butterpilze, 200 g	30	1	1	0,1*
Champignons, 200 g	42	+	1	0,1*
Kräuterseitlinge, 200 g	40	0	3	0,3
Morcheln, 200 g	30	1	1	0,1*
Pfifferlinge, 200 g	30	1	+	+*
– getrocknet, 25 g	32	1	1	0,1*
Steinpilze, 200 g	54	1	1	0,1*
Trüffel, 5 g	3	+	+	+*

*Diese Produkte dürfen ohne BE-/KE-Anrechnung bis zu einer üblichen Portionsgröße von 200 g verzehrt werden.

FRISCHES OBST - pro Portion

	kcal	Fett g	KH g	BE
Ananas, 125 g	70	+	16	1,3
Apfel, mittelgroß, 150 g	92	+	22	1,8
Aprikose, 50 g	22	+	4	0,3
Avocado, 100 g	130	13	7	0,6*
Banane, mittelgroß, 150 g	135	+	30	2,5
Birne, mittelgroß, 125 g	65	+	15	1,3
Brombeeren, 125 g	45	1	8	0,7
Cranberry, Moosbeere, 50 g	18	1	2	0,2
Erdbeeren, 125 g	40	1	7	0,6
Feige, 70 g	44	+	9	0,8
Granatapfel, klein, 125 g	94	1	20	1,7
Grapefruit, Pampelmuse, 250 g	110	+	19	1,6
Guave, 125 g	43	1	7	0,6
Heidelbeeren, Blaubeeren, 125 g	46	1	8	0,7
Himbeeren, 125 g	43	+	6	0,5
Holunderbeeren, 50 g	69	2	8	0,7
Johannisbeeren, rot, 125 g	41	+	6	0,5
Johannisbeeren, schwarz, 125 g	50	+	8	0,7
Kakifrucht, mittelgroß, 200 g	142	1	32	2,7
Kirschen, süß, 125 g	75	+	17	1,4
Kiwi, 100 g	54	1	9	0,8
Kumquat, Zwergorange, 100 g	68	+	15	1,3
Limette, 60 g	28	1	1	0,1
Litschi, 20 g	15	+	3	0,3
Mandarine, Clementine, Satsuma, 40 g	20	+	4	0,3
Mango, 200 g	118	1	25	2,1
Melone, Honig, 150 g	83	+	19	1,6

	kcal	Fett g	KH g	BE
Mirabellen, 125 g	80	+	18	1,5
Nektarine, mittelgroß, 125 g	70	+	16	1,3
Orange, mittelgroß, 150 g	65	+	12	1
Papaya, Baummelone, 200 g	64	+	14	1,2
Passionsfrucht, 100 g	64	1	10	0,8
Pfirsich, mittelgroß, 125 g	51	+	11	0,9
Pflaumen, 125 g	56	+	13	1,1
Quitte, mittelgroß, 100 g	39	1	7	0,6
Rhabarber, 125 g	16	+	2	0,2
Stachelbeeren, 125 g	46	+	9	0,8
Weintrauben, rot, 125 g	88	+	19	1,6
Weintrauben, weiß, 125 g	88	+	19	1,6
Zitrone, 80 g	29	+	3	0,3

TIEFGEKÜHLTES OBST – pro Portion

Beerenfrüchte mit Sauerkirschen, TK, Frosta, 100 g	46	0	7	0,6
Brombeeren, 125 g	53	1	8	0,7
Erdbeeren, 125 g	43	1	7	0,6
Heidelbeeren, 125 g	48	1	8	0,7
Himbeeren, 125 g	45	2	6	0,5
Mango, TK, Eismann, 187 g	125	0	26	2,2
Tropische Obstmischung, TK, Eismann, 100 g	46	0	10	0,8

OBSTKONSERVEN UND KOMPOTT – pro Portion

Ananas, gezuckert, 125 g	108	+	26	2,2
Ananas, natursüß, Libby's, 100 g	54	+	13	1
Apfelmus, gezuckert, 125 g	101	+	24	2

	kcal	Fett g	KH g	BE
Apfelmus, ungezuckert, 125 g	59	+	14	1,2
Aprikosen (im Glas), Natreen, 200 g	56	+	10	0,8
Birnen, gezuckert, 125 g	83	+	21	1,8
Birnen Hälften, natursüß, Libby's, 100 g	38	+	9	0,8
Brombeeren, gezuckert, 125 g	94	1	21	1,8
Erdbeeren, gezuckert, 125 g	88	+	20	1,7
Fruchtcocktail, Natreen, 100 g	34	+	7	0,6
Heidelbeeren, gezuckert, 125 g	96	1	21	1,8
Himbeeren, gezuckert, 125 g	90	+	20	1,7
Kirschen, sauer, 125 g	105	+	24	2
Kirschen, süß, 125 g	110	+	26	2,2
Mandarinen, gezuckert, 125 g	104	+	24	2
– mit Orangen, Natreen, 100 g	34	+	7	0,6
Pfirsiche, gezuckert, 125 g	98	+	23	1,9
Pflaumen, 125 g	91	+	22	1,8
Sanddornmark, 10 g	42	3	2	0,2
Stachelbeeren, gezuckert, 125 g	89	+	20	1,7

TROCKENOBST – pro Portion

	kcal	Fett g	KH g	BE
Apfel, 25 g	62	+	14	1,2
Apfelringe, Seeberger, 40 g	110	1	23	1,9
Aprikose, 25 g	60	+	12	1
– ungeschwefelt, Seeberger, 40 g	112	+	22	1,8
Bananenchips, Seeberger, 30 g	159	9	18	1,5
Cranberry, Moosbeere, 25 g	78	+	19	1,6
Dattel, 25 g	70	+	16	1,3
Feige, 30 g (1 Frucht)	76	+	16	1,2
Früchte Mix, Seeberger, 40 g	108	+	23	1,9

NÜSSE, SAMEN	kcal	Fett g	KH g	BE
Mango, Seeberger, 30 g	85	+	18	1,5
Pfirsich, 25 g	59	+	13	1,1
Pflaumen, 25 g	55	+	12	1

NÜSSE UND SAMEN - pro Portion

	kcal	Fett g	KH g	BE
Beeren-Nuss-Mix, Seeberger, 50 g	240	15	18	1,5
Cashewnüsse, 50 g	296	24	11	0,9
Chiasamen, 50 g	220	17	2	0,2
Erdnüsse ohne Schale, 50 g	288	24	4	0,3
Erdnüsse, geröstet und gesalzen, 50 g	302	26	5	0,4
Esskastanien, Maronen, 30 g (5 Stück)	59	1	12	1
Haselnüsse, 125 g	812,5	79,1	7	0,6
– gemahlen, 10 g (1 gestr. EL)	65	6	1	0,1
Kokosnuss, frisch, 50 g	181	18	2	0,2
Kürbiskerne, 15 g (1 EL)	85	7	+	+
Leinsamen, ungeschält, 20 g (1 EL)	89	7	2	0,2
Macadamianüsse, 20 g	193	15	1	0,1
Mandeln, süß, 15 g (10 Stück)	88	8	1	0,1
Mohnsamen, 10 g (1 EL)	49	4	4	0,3
Nusskernmischung, Seeberger, 30 g	190	16	5	0,4
Paranüsse, 30 g (5 Stück)	206	20	1	0,1
Pekannüsse, 50 g	350	36	2	0,2
Pinienkerne, 7 g (1 EL)	40	4	1	0,1
Pistazienkerne, 25 g	147	13	3	0,3
Sesamsamen, 10 g (1 EL)	57	5	1	0,1
Sonnenblumenkerne, geschält, 25 g	120	7	9	0,8
Studentenfutter mit Erdnüssen, 25 g	126	9	8	0,7
Walnüsse, 20 g (5 Stück)	143	14	1	0,1

ÖLE UND FETTE

PFLANZLICHE ÖLE UND FETTE - pro Portion

	kcal	Fett g	KH g	BE
Argan-Öl, 12 g (1 EL)	98	11	0	0
Distel-, Safloröl, 12 g (1 EL)	106	12	0	0
Erdnussöl, 12 g (1 EL)	106	12	0	0
Frittierfett, 100 g	883	100	0	0
Haselnussöl, 12 g (1 EL)	88	10	0	0
Kokosfett, Palmkernfett, 25 g	221	25	0	0
Kürbiskernöl, 12 g (1 EL)	106	12	0	0
Maiskeimöl, 12 g (1 EL)	106	12	0	0
Olivenöl, 12 g (1 EL)	106	12	0	0
Rapskernöl, bio, Vitaquell, 12 g (1 EL)	98	11	0	0
Sojaöl, 12 g (1 EL)	108	12	0	0
Sonnenblumenöl, 12 g (1 EL)	106	12	0	0
Traubenkernöl, 12 g (1 EL)	106	12	0	0
Walnussöl, 12 g (1 EL)	106	12	0	0
- geröstet, kaltgepresst, Vitaquell, 10 g (1 EL)	90	10	0	0

PFLANZLICHE STREICHFETTE - pro Portion

	kcal	Fett g	KH g	BE
Du darfst, Die Leichte mit Joghurt, 10 g	24	3	1	+
Halbfettmargarine, 40 % Fett, 10 g	37	4	0	0
Lätta original, 10 g	34	4	0	0
Margarine, 10 g	71	8	0	0
- Diätmargarine, 10 g	72	8	0	0
Rama (70 %), 10 g	53	6	0	0
Vitazell Margarine, Vitaquell, 10 g	72	8	0	0

GETREIDE UND MEHLE – pro Portion

	kcal	Fett g	KH g	BE
Amaranth, 20 g	77	1	13	1,1
Buchweizen, geschält, 20 g	69	+	14	1,2
– Grütze, 20 g	22	1	2	0,2
– Vollkornmehl, 20 g	72	1	14	1,2
Dinkel, 20 g	66	+	12	1
– Mehl Typ 630, 20 g	68	+	14	1,2
Gerste, 20 g	64	+	13	1,1
– Graupen, 20 g	68	+	14	1,2
– Grütze, 20 g	63	+	13	1,1
– Vollkornmehl, 20 g	67	+	14	1,2
Grünkern, geschrotet, 20 g	65	1	13	1,1
– Mehl, 20 g	74	+	15	1,3
– Vollkornmehl, 20 g	65	1	13	1,1
Hafer, entspelzt, 20 g	66	1	11	0,9
– Flocken, zart, 10 g	35	1	6	0,5
– Flocken, kernig, 10 g	35	1	6	0,5
– Grütze, gegart, 20 g	23	+	4	0,3
– Kleie, 6 g	21	+	4	0,3
– Mehl, 20 g	79	1	14	1,2
Hirse, geschält, 20 g	71	1	14	1,2
– Mehl, 20 g	69	+	15	1,3
– Vollkornflocken, 12 g	43	+	8	0,7
Mais Grieß, Polenta, 20 g	69	+	15	1,3
– Mehl, 20 g	66	1	13	1,1
– Stärke, Mondamin, Maizena, 20 g	71	+	17	1,4
Paniermehl, 20 g	72	+	15	1,3
Quinoa, roh, 15 g	53	1	9	0,8

	kcal	Fett g	KH g	BE
Reis, poliert, roh, 30 g	105	+	23	1,9
- parboiled, roh, 30 g	105	+	24	2
- Naturreis, Vollkornreis, roh, 30 g	105	1	22	1,8
- Mehl, 20 g	72	+	16	1,3
- Stärke, 20 g	70	0	17	1,4
Roggen, 20 g	60	+	12	2
- Flocken, 10 g	30	+	6	0,5
- Keime, 12 g	41	1	2	0,2
- Mehl, Type 1150, 20 g	65	+	14	1,2
- Vollkornmehl, Type 1800, 20 g	59	+	12	1
Sago, Tapioka, Cassava, 20 g	68	+	17	1,4
Semmelmehl, Semmelbrösel, 20 g	72	+	15	1,3
Sojamehl, vollfett, 15 g	54	3	+	+
- Sojamehl, halbfett, 15 g	41	1	1	0,1
- Schrot, 10 g	39	2	+	+
Weizen, 20 g	61	+	12	1
- Bulgur, 20 g	65	+	14	1,2
- Couscous, 20 g	68	+	14	1,2
- Grieß, 20 g	66	+	14	1,3
- Keime, 10 g	32	1	3	0,3
- Kleie, 6 g	11	+	1	0,1
- Mehl, Type 405, 20 g	69	+	14	1,2
- Mehl, Type 550, 20 g	69	+	14	1,2
- Mehl, Type 812, 20 g	67	+	13	1,2
- Mehl, Type 1050, 20 g	68	+	13	1,2
- Stärke, 20 g	71	+	17	1,4
- Vollkornflocken, 10 g	31	+	6	0,5
- Vollkornmehl, Type 1700, 20 g	62	+	12	1
Wildreis, roh, 30 g	112	+	22	1,8

BROT – pro Portion

	kcal	Fett g	KH g	BE
Baguette, Weizen, 50 g	142	1	28	2,3
Fladenbrot, Pita, Pitta, Weizen, 50 g	121	1	24	2
Focaccia, TK, Eismann, 150 g	468	16	67	5,6
Grahambrot, 40 g	82	+	16	1,3
Grau-, Roggenbrot, 45 g	89	+	18	1,8
Hüttenbrot, TK, Eismann, 50 g	133	3	20	1,7
Knäckebrot, Roggen, 12 g	39	+	8	0,7
– Weizen, 12 g	43	+	9	0,8
– leicht, 6 g	21	+	4	0,3
– ballaststoffreich, 10 g	35	+	6	0,5
Kommissbrot, 40 g	90	+	18	1,5
Leicht & Cross, Dreikorn, 30 g (4 Stück)	111	1	21	1,8
– Roggen, 30 g (4 Stück)	110	1	21	1,8
Leinsamenbrot, 40 g	83	1	16	1,3
Mehrkornbrot TK, bofrost, 50 g	133	4	21	1,7
Mischbrot, Roggen, 45 g	101	+	21	1,8
– Weizenmischbrot, 45 g	106	1	21	1,8
Pumpernickel, 40 g	78	1	16	1,3
Saaten Knäcke, Alnatura, 15 g	63	2	8	0,7
Sechskornbrot, 45 g	97	1	19	1,6
Simonsbrot, 45 g	89	1	17	1,4
Sojabrot, 45 g	174	11	3	0,3
Sonnenblumenbrot, 45 g	102	1	18	1,5
Toastbrot, Roggen, 30 g	75	1	14	1,2
– Vollkorn, 30 g	72	1	13	1,1
– Weizen, 30 g	78	1	14	1,2
Vollkornbrot, 45 g	89	1	17	1,4

	kcal	Fett g	KH g	BE
– Mehrkorn-Vollkornbrot, 45 g	91	1	18	1,5
– Weizenvollkornbrot, 45 g	91	+	16	1,3
Weißbrot, 40 g	97	+	20	1,7
Weißbrot mit Rosinen, Stuten, 40 g	99	+	20	1,7
Weizenschrotbrot, 40 g	95	1	19	1,6

BRÖTCHEN UND CROISSANTS – pro Portion

Brötchen, 45 g	128	1	25	2,1
– klein, 30 g	85	1	17	1,4
Baguette-Brötchen, 60 g	170	1	34	2,6
Croissant, 45 g	230	15	20	1,7
– mit Schoko-Nuss-Füllung, 60 g	250	14	25	2,1
Laugenbrezel, -brötchen (mit Salz), 50 g	150	2	28	2,3
Roggenbrötchen, 65 g	174	1	33	2,8
Vollkornbrötchen, 65 g	142	1	28	2,3
– mit Sonnenblumenkernen, 65 g	150	2	27	2,3

MÜSLI – pro Portion

5-Korn Müsli, REWE Bio, 30 g	109	2	17	1,4
8-Früchte-Müsli, granoVita, 30 g	107	2	17	1,4
Beeren-Müsli, Bio, Alnatura, 30 g	110	2	18	1,5
Beeren Müsli, REWE Bio, 40 g	139	2	25	2,1
Bio Bircher Muesli, familia, 30 g	112	2	20	1,7
Bio Huus Muesli, familia, 30 g	121	3	19	1,6
Biokids Schoko Bären Müsli, biozentrale, 30 g	119	3	19	1,6
Bio-Knusper Müsli, Aldi Süd, 50 g	218	7	33	2,8
– Schoko-Amaranth, Aldi Süd, 50 g	222	8	32	2,7

MÜSLI UND CEREALIEN

	kcal	Fett g	KH g	BE
Body Balance Heidelbeeren & Pecan, familia (Schweiz), 30 g	130	5	18	1,5
Cini Minis Knusper Müsli, Nestlé, 45 g	187	4	33	2,7
C.M. Plus Original, familia, 30 g	127	4	20	1,7
Cranberry Müsli, Kölln, 30 g	147	3	26	2,2
Crunchy Müsli Erdbeere, biozentrale, 30 g	136	5	19	1,6
Dinkel Früchte Müsli, Erbacher, 50 g	170	2	31	2,6
Dinkel Knusper Mix, Erbacher, 50 g	173	1	35	2,9
Dinkel Schoko Müsli, Erbacher, 50 g	182	3	31	2,6
Dinkel Vielkorn Müsli, Erbacher, 50 g	182	3	29	2,4
Fitness Knusper-Müsli Protein, 45 g	184	4	29	2,4
Früchte-Müsli, Kölln, 40 g	148	3	24	2
– ohne Zuckerzusatz, Kölln, 40 g	146	2	26	2,2
Hafer-Crunchy-Waldbeere, Bio, Alnatura, 30 g	134	5	19	1,6
Happy Dinky Zahlen-Spaß, Schoko, Erbacher, 30 g	112	1	22	1,8
Hofliebe Müsli, Schokotraum Müsli, biozentrale, 30 g	118	4	17	1,5
Knusper Müsli Klassik, Kölln, 40 g	177	6	26	2,2
Knusper Müsli Honig-Nuss, Kölln, 40 g	182	7	24	2
Low Carb Müsli, granoVita, 30 g	110	4	10	0,8
Ovomaltine Crisp Müsli, Wander AG, 50 g	210	6	33	2,8
Schoko Müsli, Kölln, 40 g	162	5	24	2
– 30 % weniger Zucker, Kölln, 40 g	159	5	23	1,9
Schoko Müsli, REWE Bio, 40 g	126	5	17	1,4
Vitalis Früchte Müsli, Dr. Oetker, 40 g	136	1	26	2,2
– Knusper Müsli, mit Honig, 40 g	176	6	27	2,3
– Schoko Müsli, Dr. Oetker, 40 g	166	5	25	2,1
Waldbeer Crunchy Müsli, biozentrale, 30 g	135	5	18	1,5

	kcal	Fett g	KH g	BE

FRÜHSTÜCKSFLOCKEN UND -CEREALIEN – pro Portion

	kcal	Fett g	KH g	BE
Choco Krispies, Kellog's, 30 g	116	1	25	2,1
Cini-Minis, Nestlé, 30 g	125	3	22	1,8
Clusters Chocolate, Nestlé, 30 g	117	2	22	1,8
– Mandel, Nestlé, 30 g	118	2	20	1,7
Cookie Crisp, Nestlé, 30 g	115	1	24	2
Cornflakes, Kellogg's, 30 g	113	+	25	2,1
Crunchy Nut, Kellogg's, 30 g	121	2	25	2,1
Erdbeer Minis, Nestlé, 30 g	126	3	22	1,9
Fitness, Nestlé, 30 g	110	+	22	1,9
Fitness Fruits, Nestlé, 40 g	145	1	30	2,5
Fitness Chocolat, Nestlé, 30 g	120	2	21	1,8
Fitness Joghurt, Nestlé, 30 g	118	2	22	1,8
Froot Loops, Kellogg's, 30 g	117	1	24	2
Frosties, Kellogg's, 30 g	113	+	26	2,2
Früchte Haferbrei (Porridge), Rosengarten, 50 g	177	3	31	2,5
Lion Cereals, Nestlé, 30 g	123	2	23	1,9
Lion Wildcrush, Nestlé, 30 g	126	4	20	1,7
Multi Cheerios, Nestlé, 30 g	113	1	22	1,8
Nesquik Duo, Nestlé, 30 g	118	2	22	1,8
Nesquik Knusper-Frühstück, Nestlé, 30 g	111	1	23	1,9
Porridge, 3 Bears, 50 g	186	4	30	2,5
Schokoladiges Kölln Porridge, 40 g	159	4	23	1,9

GETREIDEGERICHTE

BEILAGEN – pro Portion

	kcal	Fett g	KH g	BE
Couscous, mit Butter, 150 g	84	4	11	3,3
Glasnudeln, 75 g	254	+	25	2,1
Nudeln, Teigwaren mit Ei, roh, 50 g	181	1	35	2,9
– in Salzwasser gekocht, 150 g	147	1	26	2,2
– Vollkorn, roh, 50 g	167	2	30	2,5
– Vollkorn in Salzwasser gekocht, 150 g	193	3	36	3
Nudeln, Teigwaren ohne Ei, 50 g	174	1	35	3
– in Salzwasser gekocht, 150 g	190	2	37	3,1
Quinoa, 150 g	521	8	87	2,9
Reis, parboiled, poliert, 150 g	189	+	41	3,4
Risotto, 200 g	160	4	27	2,3
Semmelknödel, 150 g (2 Stück)	185	6	32	2,7
Serviettenknödel, 150 g	20	9	41	3,4
Spätzle, gekocht, 200 g	174	3	30	3,6

NUDEL- UND GETREIDEGERICHTE – pro Portion

	kcal	Fett g	KH g	BE
Cannelloni, mit Fleisch, überb., 250 g	358	11	42	3,5
Käsespätzle, 250 g	615	21	78	6,5
Lasagne mit Hackfleisch, überbacken, 250 g	350	23	20	1,7
Maultaschen, schwäbisch, 250 g	343	10	36	3
Pfannkuchen mit Pilzen/Gemüse, 250 g	485	19	58	3,1
Porridge, gesalzen, 250 g	323	13	44	3,7
Ravioli, verzehrfertig, 250 g	240	8	28	2,3
Spaghetti mit Tomatensauce, 250 g	360	17	43	3,6
– mit Bolognesesauce, 250 g	530	23	65	5,4

KUCHEN UND TORTEN – pro Portion

	kcal	Fett g	KH g	BE
Apfelkuchen, Hefeteig, 150 g	201	1	43	3,6
– Rührteig, 150 g	320	13	45	3,8
Apfelstrudel, 150 g	282	11	39	3,3
– TK, Eismann, 100 g	237	11	30	2,5
Baumkuchen, 70 g	310	39	31	2,6
Bienenstich, gefüllt, 75 g	225	12	25	2,1
Biskuitrolle mit Erdbeersahne, 60 g	131	7	15	1,3
Buttercremetorte, Biskuitteig, 120 g	401	24	40	3,3
Comtess, Choco-Chips, Bahlsen, 50 g	226	13	26	2,1
Donauwellen, 100 g	267	14	31	2,6
Dresdner Stollen, 100 g	389	18	49	4,1
Frankfurter Kranz, 55 g	233	15	23	1,9
Gugelhupf, Napfkuchen, Rührteig, 75 g	263	13	33	2,8
Hefezopf, 70 g	195	5	32	2,7
Honigkuchen, 70 g	215	1	48	4
Käsekuchen, Mürbeteig, 100 g	274	14	28	2,3
– Hefeteig, 100 g	310	17	33	2,8
Kuchenboden, Biskuitteig, 200 g	780	38	97	8,1
– Mürbeteig, 300 g	1047	16	205	17,1
Linzer Torte, 70 g	293	16	31	2,6
Marmorkuchen, 70 g	285	16	33	2,8
Marzipanstollen, Hefeteig, 100 g	393	19	48	4
Mohnstollen, Hefeteig, 100 g	324	15	38	3,2
Obstkuchen, Biskuitteig, 100 g	191	2	40	3,3
– Hefeteig, 100 g	161	5	21	2,3
– Mürbeteig, 100 g	230	9	35	2,9
Pflaumenkuchen, Hefeteig, 100 g	138	3	24	2

	kcal	Fett g	KH g	BE
Quarkstrudel, 150 g	338	12	42	3,5
Rührteig, 70 g	286	17	28	2,3
Rhabarberkuchen, Rührteig, mit Baiser, 100 g	182	10	21	1,8
Sachertorte, 100 g	385	21	43	3,6
Schokoladenkuchen, 70 g	237	12	26	2,2
Schwarzwälder Kirschtorte, 140 g	389	20	43	3,6
Streuselkuchen, Hefeteig, 70 g	266	10	39	3,3
Zitronenkuchen, 70 g	267	15	30	2,5
Zwetschgenkuchen, Hefeteig, 100 g	143	1	29	2,4

GEBÄCK UND KAFFEESTÜCKCHEN – pro Portion

	kcal	Fett g	KH g	BE
Amerikaner, 100 g	318	11	50	4,2
Apfeltasche, McDonalds, 80 g (1 Stück)	228	12	28	2,2
Aprikosenteilchen, Blätterteig, 100 g	262	13	31	2,6
Berliner, Krapfen, Kräppel, 60 g	194	8	26	2,2
Brownies, Dr. Oetker, 50 g (1 Brownie)	238	13	27	2,3
Dampfnudeln, Rohrnudeln, 100 g (2 Stück)	250	9	37	3,1
Donuts, mit Zuckerglasur, 50 g	197	10	24	2
Hefeteigschnecke, 65 g	222	5	39	3,3
Mandelhörnchen, Griesson, 44 g (1 Stück)	217	12	22	1,9
Muffins, Dr. Oetker, 50 g (1 Muffin)	224	13	23	1,9
Nussecke, 60 g	326	22	28	2,3
Plunderstückchen, Marzipanfüllung, 90 g	341	19	36	3
Schokokuss, 28 g	99	4	15	1,3
Schweinsöhrchen, Blätterteig, 50 g	249	19	18	1,5
Spritzkuchen, Brandteig, 70 g	178	6	28	2,3
Waffeln, 100 g	400	23	43	3,6
Windbeutel, Brandteig, 50 g	149	12	9	0,8

	kcal	Fett g	KH g	BE

KEKSE, PLÄTZCHEN, DAUERBACKWAREN - pro Portion

	kcal	Fett g	KH g	BE
ABC Russisch Brot, Bahlsen, 15 g (9 Stück)	59	+	13	1,1
Baiser, groß, 25 g	91	+	21	1,8
Baseler Leckerli, 25 g	79	1	16	1,3
Butterkekse, Leibniz, 30 g (6 Stück)	131	4	22	1,8
Choco Crunchy, Leibniz, 32 g	155	7	21	1,8
Cookies Chocolate Chips, Subway, 45 g	218	10	29	2,4
Haferkeks, 20 g	90	5	9	0,8
Kipferl, Bahlsen, 35 g	188	11	19	1,6
Kleingebäck, gemischt, 25 g	56	2	5	0,4
Knusper Snack, Leibniz, 30 g	144	6	20	1,7
Lebkuchen, 40 g	155	6	22	1,8
Löffelbiskuit, 5 g	21	+	4	0,3
Mürbeteiggebäck, 5 g	24	1	3	0,3
Nussplätzchen, 10 g	46	3	4	0,3
Ohne Gleichen, Vollmilch, Bahlsen, 31 g	174	12	16	1,3
- Edelherb, 31 g	174	12	15	1,2
Nussprinten, 20 g	94	4	12	1
Schwarz-Weiß-Gebäck, 10 g	47	2	6	0,5
Spekulatius, 10 g	49	3	6	0,5
Spritzgebäck, 10 g	54	3	5	0,4
Vanillekipferl, Vanillemürbchen, 8 g	40	3	4	0,3
Waffeletten, Bahlsen, 36 g (5 Stück)	195	11	21	1,8
Zimtstern, 15 g	70	4	7	0,6
Zwieback, Brandt, 9,4 g (1 Zwieback)	37	1	7	0,6
- Minis Kokos, 40 g (5 Zwieback)	185	7	28	2,3

	kcal	Fett g	KH g	BE

PLÄTZCHENTEIGE, FERTIGPRODUKTE – pro Portion

	kcal	Fett g	KH g	BE
Cookies Chocolatechips, Leisi (Schweiz), 23 g	112	5	15	1,2
Mürbeteig rund, Leisi (Schweiz), 35 g	147	7	18	1,5
Mürbeteig, Henglein, 100 g	407	20	47	3,9
Pizzateig, REWE, 100 g	259	5	45	3,8
Strudelteig, Henglein, 100 g	280	1	58	4,9

BACKZUTATEN – pro Portion

	kcal	Fett g	KH g	BE
Backaroma, 2 ml (1 Fläschchen)	4	0	0	0
Backoblate, 1 g	1	+	1	0,1
Backpulver, 17 g (1 Päckchen)	30	+	6	0,5
Blockschokolade, 100 g (1/2 Tafel)	536	32	54	4,5
Bourbon Vanille Aroma, 5 g (1 Päckchen)	20	0	1	0,1
Gelatine, 12 g (6 Blatt)	41	12	0	0
Hefe, Bäckerhefe, 42 g (1 Würfel)	35	1	1	0,1
Kuvertüre, halbbitter, 100 g	394	9	66	5,5
Marzipan-Rohmasse, 125 g (1/2 Packung)	656	43	48	4
Orangeat, 100 g	309	+	74	6,2
Orangenschalen, gerieben, 2 g (1 TL)	3	+	1	0,1
Tortenguss, klar, rot, Dr. Oetker, 12 g (1 Päckchen)	115	+	27	2,2
Trockenbackhefe, 7 g (1 Päckchen)	20	+	2	0,2
Vanillezucker, 8 g (1 Päckchen)	32	0	8	0,7
Zitronat, 100 g	292	+	70	5,8
Zucker, weiß, 25 g (1 geh. EL)	101	0	25	2,1
– braun, Rohzucker, 25 g (1 geh. EL)	99	0	24	2

GETREIDE UND MEHLE – pro Portion

	kcal	Fett g	KH g	BE
Backmix Körnerbrot, Hammermühle, 20 g	80	2	14	1,2
Brot-Mix, Dr. Schär, 20 g	70	+	16	1,3
Helle Mehlmischung, 3Pauly, 20 g	72	+	16	1,3
Kuchen & Kekse, Dr. Schär, 20 g	71	+	17	1,4
Mehl-Mix rustikal, Hammermühle, 20 g	72	+	17	1,4
Paniermehl, Dr. Schär, 20 g	85	3	13	1,1
Teff Mehl, 3Pauly, 20 g	67	+	13	1,1

BROT, BRÖTCHEN UND CROISSANTS – pro Portion

	kcal	Fett g	KH g	BE
Baguette, Dr. Schär, 50 g	134	2	27	2,3
Ciabatta, Dr. Schär, 50 g	121	2	23	1,9
Croissants, Dr. Schär, 55 g	162	4	28	2,3
Knäckebrot, Dr. Schär, 12,5 g	44	1	8	0,7
Körnerbrötchen, Dr. Schär, 50 g	148	6	19	1,6
Landbrot, Dr. Schär, 50 g	110	2	20	1,7
Mehrkornbrot, bofrost*free, 50 g	133	4	21	1,7
Mehrkornbrötchen, bofrost*free, 80 g	196	6	30	2,5
Reisbrot, Dr. Schär, 50 g	102	1	19	1,6
Schwarzbrot mit Teff, 3Pauly, 50 g	117	2	19	1,5
Steinofenbrötchen, Hammermühle, 90 g	248	5	44	3,7
Toastbrot, geschnitten, Hammermühle, 30 g	87	2	15	1,2
Vitalbrot mit Leinsamen, Hammermühle, 50 g	114	2	18	1,5
Vollkornbrot, Dr. Schär, 50 g	117	4	16	1,3
Weißbrot, bofrost*free, 50 g	124	3	21	1,7

MÜSLI, FRÜHSTÜCKSFLOCKEN UND -CEREALIEN – pro Portion

	kcal	Fett g	KH g	BE
Amaranth-Crunch-Müsli, Hammermühle, 30 g	116	5	13	1,1
Crunchy Müsli, Dr. Schär, 30 g	129	4	18	1,5
Fruit Müsli, Dr. Schär, 30 g	117	3	18	1,5
Corn Flakes, Dr. Schär, 30 g	111	0	24	2
Nuss Crunchy, Müsli, Hammermühle, 30 g	144	6	19	1,6
Schoko Müsli, 3Pauly, 30 g	121	3	21	1,8
Schoko-Flakes, 3Pauly, 30 g	151	8	17	1,4

TEIGWAREN UND NUDELN – pro Portion

	kcal	Fett g	KH g	BE
Lasagneblätter, 3Pauly, 50 g	178	1	39	3,3
Penne, Dr. Schär, 50 g	182	1	39	3,3
Spaghetti, Dr. Schär, 50 g	182	1	39	3,3

FERTIGGERICHTE – pro Portion

	kcal	Fett g	KH g	BE
Broccoli-Nudel-Auflauf, bofrost*free, 400 g	608	34	54	4,5
Chicken Fingers, Dr. Schär, 100 g	233	12	18	1,5
Cordon Bleu, bofrost*free, 167 g	317	17	15	1,2
Deftiger Erbseneintopf, Cenovis, 200 ml	128	2	20	1,7
Fischstäbchen, bofrost*free, 30 g (1 Stück)	56	2	5	0,4
Fish Fingers, Dr. Schär, 120 g	224	11	16	1,3
Hühnersuppe mit Nudeln, Cenovis, 200 ml	40	1	10	0,8
Lasagne, Dr. Schär, 300 g	401	17	44	3,8
Maultaschen, Bürger, 180 g	353	15	41	3,4

	kcal	Fett g	KH g	BE
Pikanter Linseneintopf, Cenovis, 200 ml	100	1	17	1,4
Pizza Salame, Dr. Schär, 300 g (1 Pizza)	720	33	72	6
Salami-Pizza, bofrost*free, 380 g (1 Pizza)	950	42	106	8,9
Spaghetti alla Bolognese, Dr. Schär, 300 g	526	22	6	0,5
Spätzle-Gemüse-Pfanne, bofrost*free, 400 g	452	23	48	4

KUCHEN UND GEBÄCK – pro Portion

	kcal	Fett g	KH g	BE
Apfelkuchen, bofrost*free, 83 g (1 Stück)	273	15	30	2,5
Brownies, Hammermühle, 60 g	304	20	24	2
Butterkeks, Dr. Schär, 8 g (1 Stück)	37	1	6	0,5
Choco Chip Cookies, Dr. Schär, 11 g (1 Stück)	58	3	7	0,6
Lebkuchen, Dr. Schär, 28 g (1 Stück)	116	4	16	1,3
Marmorkuchen, Dr. Schär, 70 g (1 Stück)	305	16	36	3
Zwieback, Dr. Schär, 10 g (1 Stück)	41	1	8	0,7

KNABBEREIEN UND SÜSSWAREN – pro Portion

	kcal	Fett g	KH g	BE
Crackers, Dr. Schär, 35 g	153	4	28	2,3
Dinkel Hafer Taler, 3Pauly, 20 g	100	5	12	1
Grissini, Dr. Schär, 5 g (1 Stück)	20	+	4	0,3
Kartoffelsnack, Bio, Paprika, 3Pauly, 30 g	125	4	23	1,9
Knusperriegel, 3Pauly, 30 g (1 Riegel)	124	3	23	1,9
Mais Brezel, 3Pauly, 30 g	144	7	22	1,8
Mais-Flips, Käsegeschmack, Hammermühle, 30 g	105	+	22	1,8
Rosmarin Cracker, 3Pauly, 30 g	121	17	17	1,4
Snack Ecken Sour Cream, 3Pauly, 50 g	208	7	28	2,3

FISCH UND MEERESFRÜCHTE

SEE- UND SÜSSWASSERFISCH – pro Portion

	kcal	Fett g	KH g	BE
Aal, Flussaal, 150 g	417	37	0	0
Barsch, 150 g	123	1	0	0
Dorade royal, Goldbrasse, 150 g	207	9	0	0
Forelle, 150 g	155	4	0	0
Goldbarsch, Rotbarsch, 150 g	159	5	0	0
Heilbutt, weiß, 150 g	144	2	0	0
Hering, 150 g	347	27	0	0
Kabeljau, Dorsch, 150 g	117	1	0	0
Karpfen, 150 g	174	7	0	0
Lachs, 150 g	270	17	0	0
Makrele, 150 g	272	18	0	0
Pangasius, 150 g	116	3	0	0
Sardine, 150 g	179	7	0	0
Seelachs, Köhler, 150 g	150	4	0	0
Thunfisch, 150 g	336	23	0	0
Zander, 150 g	126	1	0	0

KRUSTEN-, SCHALEN- UND WEICHTIERE – pro Portion

	kcal	Fett g	KH g	BE
Austern, ausgelöst, 100 g	65	1	5	0,4
Flusskrebs, ausgelöst, 100 g	70	1	1	0,1
Hummer, ausgelöst, 100 g	83	2	1	0,1
Jakobsmuscheln, ausgelöst, 100 g	77	1	6	0,5
Krabben, Garnelen, ausgelöst, 100 g	91	1	1	0,1
Miesmuscheln, ausgelöst, 100 g	70	2	2	0,2
Schnecken, ausgelöst, 100 g	70	1	2	0,2
Tintenfisch, 100 g	73	1	0	0

	kcal	Fett g	KH g	BE

FISCHERZEUGNISSE – pro Portion

Aal, geräuchert, 50 g	163	14	0	0
Anchovis, Sardellen, gesalzen, 5 g (1 Stück)	4	+	0	0
Bismarckhering, 125 g	278	20	4	0,3
Brathering, 125 g	304	19	12	1
Flunder, geräuchert, 50 g	56	1	0	0
Forellenkaviar, gesalzen, 10 g (1 TL)	17	1	0	0
Hering, gesalzen, 80 g	173	12	0	0,1
Hering, Filets in Tomaten-Creme, Appel, 100 g	203	15	6	0,5
Heringssalat mit saurer Sahne, 100 g	117	7	8	0,7
– Heringssalat mit Rote Bete, 100 g	163	12	7	0,6
Heringsstipp, 100 g	237	21	3	0,3
Katfisch, Steinbeißer, geräuchert, 80 g	63	2	0	0
Kaviar, echt (russ. Kaviar), 5 g (1 TL)	13	1	0	0
Krabben, Konserve, 50 g	45	1	1	0,1
Krabben-Cocktail, mit Mayonnaise, 50 g	80	7	3	0,3
Lachs, geräuchert, 50 g	95	6	0	0
– graved Lachs, gesalzen, mit Dill, 100 g	206	13	3	0,3
Lachs, in Öl, Konserve, 50 g	86	5	0	0
Makrele, geräuchert, 50 g	168	15	0	0
Matjesfilet, 80 g	192	16	1	0,1
Matjeshappen mit Preiselbeeren, Friesenkrone, 100 g	147	8	12	1
Muscheln in Salsa Sauce, Appel, 100 g	156	9	10	0,8
Muscheln in Tomaten Sauce, Konserve, Hawesta, 100 g	126	7	7	0,6
Rollmops, 125 g	175	12	2	0,2
Sardellen, eingelegt in Essig, 80 g	108	5	0	0
Sardine, Ölsardine, abgetropft, 25 g	55	3	0	0
Schellfisch, geräuchert, 50 g	47	7	0	0

	kcal	Fett g	KH g	BE
Schillerlocke, 100 g	168	7	0	0
Seelachs, geräuchert, 50 g	50	8	0	0
Seelachs, fein zerkleinert, Nadler, 100 g	338	33	0	0
Seelachsschnitzel mit feiner Rauchnote, Friesenkrone, 100 g	170	14	0	0
Thunfisch, in Öl, 50 g	175	16	0	0
– in Öl, abgetropft, 50 g	141	10	0	0
– in Wasser, abgetropft, 50 g	58	1	0	0

FISCHGERICHTE – pro Portion

	kcal	Fett g	KH g	BE
Bachsaibling, ohne Fett gebraten, 180 g	202	4	0	0
Fischauflauf mit Gemüse, 180 g	130	6	6	0,5
Fischfrikadelle, gebraten, 150 g	267	12	17	1,4
Fischsuppe, 250 g (1 Teller)	163	7	3	0,3
Forelle Müllerin, 180 g	279	12	5	0,4
Goldlachs, gebraten, 180 g	227	7	0	0
Hering, gebraten, 180 g	455	35	0	0
Hering, mariniert, gegart, 180 g	515	42	2	0,2
Kabeljau, gedünstet, 180 g	135	1	0	0
Kabeljaufilet, paniert, gebraten, 180 g	306	13	16	1,3
Lachs, mariniert, gebraten, 180 g	416	30	2	0,2
Rotbarschfilet, paniert, gebraten, 180 g	346	20	11	0,9
Scholle, gedünstet, 180 g	151	4	0	0
Scholle, paniert, gebraten, 180 g	328	18	14	1,2
Seelachs in Paprikasoße, 180 g	187	11	4	0,4
Seelachsfilet, paniert, gebraten, 180 g	407	23	19	2,4
– natur, zubereitet ohne Fett, 180 g	273	5	29	2,4
Tintenfisch, in Bierteig, 250 g	335	10	23	1,9
Tomaten-Thunfisch-Salat, 180 g	259	21	6	0,5

FLEISCH – pro Portion

	kcal	Fett g	KH g	BE
Hasenfleisch, 125 g	143	4	0	0
Kalbfleisch, Muskel, mager, 125 g	119	1	0	0
– Brust, 125 g	250	18	0	0
– Filet, 125 g	128	2	0	0
– Kotelett, 125 g	183	10	0	0
– Schnitzel, 125 g	128	2	0	0
Lammfleisch, Brust, 125 g	359	31	0	0
– Filet, 125 g	223	9	0	0
– Kotelett, 125 g	270	20	0	0
Rehfleisch, Keule, 125 g	121	1	0	0
Rindfleisch, Muskelfleisch, Hüfte, Wade, mager, 125 g	134	2	0	0
– Brust, 125 g	328	27	0	0
– Steak, 125 g	183	8	0	0
Schweinefleisch, Muskelfleisch (ohne Fett), 125 g	133	2	0	0
– Bauch, 125 g	324	26	0	0
– Eisbein, Haxe, 125 g	223	14	0	0
– Schnitzel, 125 g	134	2	0	0
– Steak, 125 g	166	6	0	0
Wildschweinfleisch, Keule, 125 g	201	12	0	0

GEFLÜGEL – pro Portion

	kcal	Fett g	KH g	BE
Ente, 125 g	281	22	0	0
Fasan, 125 g	193	8	0	0
Gans, 125 g	423	39	0	0
Huhn, Hähnchen, 125 g	208	12	0	0
– Flügel, mit Haut, ohne Knochen, 125 g	260	20	0	0

	kcal	Fett g	KH g	BE
– Suppenhuhn, 125 g	319	25	0	0
Perlhuhn, 125 g	183	9	0	0
Pute, Truthahn, 125 g	196	11	0	0
– Brust, Schnitzel, 125 g	134	1	0	0
– Keule, 125 g	143	5	0	0
Strauß, 125 g	138	3	0	0
Taube, Fleisch mit Haut, 125 g	211	12	0	0
Wachtel, Fleisch mit Haut, 125 g	139	3	0	0
Wildente, 125 g	256	19	0	0

INNEREIEN – pro Portion

Bries, Thymus (Kalb), 125 g	125	4	0	0
Herz, Huhn, 125 g	156	7	1	0,1
Hirn, Kalb, 125 g	138	10	1	0,1
– Schwein, 125 g	158	11	1	0,1
Leber, Gans, 125 g	164	5	6	0,5
– Huhn, 125 g	170	6	2	0,2
– Kalb, 125 g	109	1	5	0,4
– Pute, 125 g	166	6	1	0,1
– Rind, 125 g	165	5	7	0,6
– Schwein, 125 g	163	6	1	0,1
Lunge, Kalb, 125 g	113	3	0	0
Magen, Huhn, 125 g	141	5	1	0,1
Milz, Kalb, 125 g	125	4	0	0
Niere, Kalb, 125 g	160	8	1	0,1
Rindermark, 100 g	837	94	0	0
Zunge, Kalb, 125 g	224	15	2	0,2
– Rind, 125 g	275	20	5	0,4

	kcal	Fett g	KH g	BE

FLEISCHGERICHTE – pro Portion

	kcal	Fett g	KH g	BE
Bockwurst, 115 g	312	28	+	+
Bratwurst, fein, 150 g	494	44	+	+
Bratwurst, grob, 150 g	434	38	+	+
Brühwürstchen, 100 g	313	29	+	+
Cordon bleu, Schwein, 150 g	329	15	14	1,2
Cordon bleu, Kalb, 150 g	272	13	13	1,1
Fleischbrühe, 125 ml	30	2	+	+
Frankfurter Rindswurst, 150 g (1 Stück)	374	29	+	+
Frankfurter Würstchen, 100 g (1 Paar)	267	24	+	+
Frikadellen, 150 g	314	14	11	0,9
Gyros, 200 g	392	22	2	0,2
Hackbraten, 200 g	326	21	10	0,8
Hackfleisch, gemischt, 100 g	233	18	+	+
– Schweinehackfleisch, 100 g	276	22	0	0
Hähnchen, gegrillt, 250 g	435	25	0	0
Hähnchen-Cordon bleu, paniert, gebraten, 180 g	370	18	9	0,8
Hühnerfrikassee, 200 g	264	19	4	0,3
Kasseler, gekocht, 125 g	178	3	0	0
Königsberger Klopse, mit Sauce, 80 g	120	8	3	0,3
Leberkäse, 90 g	262	25	+	+
Leberknödel, 100 g (1 Stück)	153	6	13	1,1
Münchner Weißwurst, 125 g	371	34	3	0,3
Nürnberger Würstchen, 150 g	416	32	2	0,2
Pfälzer Saumagen, 30 g	48	2	2	0,2
Putenschnitzel, natur, gebraten, 175 g	235	7	0	0
Ragout fin, 125 g	164	10	4	0,3
Rinderbouillon mit Ei, 150 ml	56	4	1	0,1

	kcal	Fett g	KH g	BE
Rindergulasch, mit Sauce, 200 g	236	15	5	0,5
Schaschlik, 250 g	475	36	7	0,6
Schweineschnitzel, pan./gebr., 200 g	454	22	18	1,5
Sülzkotelett, 200 g	238	9	2	0,2
Tafelspitz mit Meerrettichsauce, 300 g	528	31	12	1
Wiener Schnitzel, 150 g	300	10	26	2,2

FLEISCH- UND WURSTWAREN – pro Portion

	kcal	Fett g	KH g	BE
Bierwurst, 30 g	69	6	+	+
Blutwurst, Rotwurst, 30 g	103	9	1	0,1
Mettwurst, Braunschweiger, 100 g	374	36	+	+
Corned Beef, deutsch, 30 g	38	1	+	+
Fleischwurst, 30 g	90	8	+	+
Gänseleberpastete, 25 g	62	4	1	0,1
Kalbsleberwurst, 30 g	104	10	1	0,1
Kasseler Wurst, 30 g	32	1	0	0
Knoblauchwurst, Herta, 40 g	164	14	+	+
Leberwurst, Hausmacher Art, 30 g	92	8	+	+
Lyoner, 30 g	92	9	+	+
Mortadella, 30 g	93	9	+	+
Parmaschinken, 30 g	92	7	0	0
Putenbrust, 30 g	33	1	+	+
Salami, 30 g	113	10	1	0,1
Schinken, gekocht, 30 g	38	1	+	+
Schinken, roh, geräuchert, 30 g	46	2	0	0
Schinkenspeck, 30 g	46	2	0	0
Teewurst, 30 g	137	14	1	0,1
Wiener Würstchen, 70 g (1 Paar)	183	16	+	+

EI

	kcal	Fett g	KH g	BE
Entenei, 60 g	110	9	+	+
Hühnerei, 60 g (Gewichtsklasse M)	82	6	1	0,1
Hühnerei, 48 g (Gewichtsklasse S)	66	4	1	0,1
Hühnereigelb, 20 g	70	6	+	+
Hühnereiweiß, 30 g	14	+	+	+
Trockenvollei, 10 g (1 gestr. EL)	57	4	2	0,2
Trockeneigelb, 10 g (1 gestr. EL)	66	6	2	0,2
Trockeneiweiß, 10 g (1 gestr. EL)	35	+	8	0,7
Wachtelei, 9 g	12	1	+	+

EIERSPEISEN

	kcal	Fett g	KH g	BE
Eierpfannkuchen ohne Zucker, 200 g	404	16	51	3,8
Eiersalat, verzehrfertig, 200 g	208	33	2	0,2
Eierstich, 100 g (4 Portionen)	111	8	3	0,3
Kaiserschmarrn, 250 g	528	18	71	5
Omelett, 200 g (3 Eier, 10 g Butter)	320	26	3	0,3
Pfannkuchen, 250 g	485	18	64	5,3
– Apfelpfannkuchen, 250 g	412	14	61	5,1
– Speckpfannkuchen, 250 g	533	24	58	4,8
Pochierte Eier, 120 g (2 Eier)	160	12	1	0,1
Rührei, 120 g (2 Eier, 5 g Butter)	200	16	+	+
Russische Eier, Frischkäse, Kräuter, 60 g (1 Ei)	148	13	2	0,3
Schaumomelette, 150 g	312	21	14	1,2
Schneeklößchen , 100 g	176	+	36	3
Spiegelei, 60 g (1 Ei, 5 g Butter)	120	10	+	+
Waffeln, Rührteig, 100 g	400	23	43	3,6

BRÜHEN, SUPPEN, EINTÖPFE

	kcal	Fett g	KH g	BE

BRÜHEN, BOUILLONS UND KLARE SUPPEN – pro Portion

	kcal	Fett g	KH g	BE
Bio Gemüsebrühe, Aldi Süd, 150 ml	5	+	1	0,1
Bio Gemüsebrühe, REWE bio, 100 g	192	0	1	0,1
Bio Hühnerbrühe, Alnatura, 100 ml	4	1	1	0,1
Brühwürfel, Maggi, 250 ml	8	1	+	+
Gartengemüsebouillon, mediterranes Gemüse, Maggi, 250 ml	3	1	1	+
Gekörnte Brühe, Maggi, 250 ml	8	1	+	+
Klare Gemüsebrühe, Maggi, 250 ml	8	+	+	+
Klare Rindsbouillon, Maggi, 150 ml	7	+	1	0,1
Rindsbouillon, Knorr, 150 ml	6	+	1	0,1

SUPPEN UND EINTÖPFE, TROCKENPRODUKTE (1 TELLER)

	kcal	Fett g	KH g	BE
Blumenkohl-Broccoli Suppe, Knorr, 250 ml	123	8	11	0,9
Broccoli Cremesuppe, Maggi für Genießer, 250 ml	92	4	11	0,9
Eiermuschelsuppe, Maggi, 250 ml	39	+	7	0,6
Flädlesuppe, Maggi für Genießer, 250 ml	46	1	8	0,6
Grießklößchen Suppe, Maggi, 250 ml	44	2	6	0,5
Hochzeitssuppe, Maggi Guten Appetit, 250 ml	46	1	7	0,6
Hühnersuppe m. Nudeln, Maggi für Genießer, 250 ml	46	1	8	0,6
Kürbiscremesuppe, Knorr Feinschm., 250 ml	113	6	13	1,1
Rindfleischsuppe, Maggi Guten App., 250 ml	71	1	14	1,2
Spargelcremesuppe, Maggi Guten App., 250 ml	91	5	10	0,8
Thai-Kokos Suppe, Maggi für Genießer, 250 ml	102	3	15	1,3
Tomatensuppe Toscana, Knorr Feinschm., 250 ml	125	6	15	1,3
Tomatensuppe „Toskana grande", Maggi, 250 ml	82	1	16	1,3
Waldpilz-Cremesuppe, Maggi für Genießer, 250 ml	84	1	16	1,3
Zwiebelsuppe, Maggi Guten App., 250 ml	45	1	8	0,7

	kcal	Fett g	KH g	BE

TAFELFERTIGE SUPPEN UND EINTÖPFE – pro Portion

	kcal	Fett g	KH g	BE
Bihunsuppe, TK, Eismann, 300 g	158	5	17	1,4
Bohnentopf, mit Rindfleisch, Erasco, 400 g	188	7	22	1,8
Flädlesuppe, 250 ml (1 Teller)	220	11	21	1,8
Gaisburger Marsch, 250 ml (1 Teller)	240	9	25	2,1
Grünkernsuppe, 250 ml (1 Teller)	200	18	8	0,7
Hühner Nudelsuppe, Weight Watchers, 395 ml (1 Dose)	112	2	14	1,2
Käse-Lauchsuppe, TK, bofrost, 300 g	339	24	13	1,1
Kürbis-Cremesuppe, Erasco, 260 ml	138	8	13	1,1
Linseneintopf, Eden, 560 g (1 Dose)	342	6	45	3,8
Möhreneintopf, TK, bofrost, 400 g	312	18	22	1,9
Pfifferling-Rahmsuppe, Erasco, 260 ml	145	11	9	0,8
Pichelsteiner Eintopf, 250 ml (1 Teller)	210	12	14	1,2
Spargel-Cremesuppe, Erasco, 250 ml	106	8	8	0,7
Thai Curry Suppe, TK, bofrost, 300 g	369	22	26	2,2
Zwiebelsuppe, 250 ml (1 Teller)	98	6	8	0,7

HERZHAFTE FERTIGGERICHTE

FLEISCHGERICHTE – pro Portion

	kcal	Fett g	KH g	BE
Bratkartoffel-Hähnchen-Pfanne, TK, Frosta, 250 g (1/2 Packung)	250	10	25	2
Chicken Nuggets, TK, bofrost, 18 g	37	2	2	0,2
Chicken Wings „Classic", TK, Eismann, 200 g	375	25	2	0,2
Chili con Carne, Eismann, 400 g	358	15	25	2,1
Currywurst, TK, bofrost, 200 g	386	26	23	1,9
Frikadellen „nach Hausfrauen Art", bofrost, 100 g	246	18	7	0,6
Frühlingsrolle mit Poulet mini, Findus, 100 g	245	13	27	2,2

	kcal	Fett g	KH g	BE
Geflügel Currywurst, TK, Eismann, 400 g	548	44	10	0,8
Grünkohl mit Mettwurst, Weight Watchers, 350 g	224	11	11	0,9
Hack-Wirsing-Auflauf, TK, bofrost, 400 g	524	33	30	2,5
Hähnchen süß-sauer, Beste Wahl, REWE, 350 g	368	1	72	6
Hirschbraten „Gutsherrenart", TK, Eismann, 250 g	198	7	6	0,5
Jägerschnitzel, Weight Watchers, 400 g	296	4	31	2,6
Markklößchen, Bürger, 100 g	307	22	2	1,8
Moussaka, Findus, 100 g	127	7	9	0,8
Sauerbraten Rheinische Art, TK, Eismann, 250 g	234	5	19	1,6
Steaklets, TK, iglo, 150 g	275	17	12	1

FISCHGERICHTE – pro Portion

	kcal	Fett g	KH g	BE
Backfisch, TK, Eismann, 110 g	225	11	17	1,4
Bouillabaisse, TK, Costa, 380 g (1 Packung)	171	5	10	0,9
Calamaris Ringe „Roman", TK, Costa, 100 g	275	11	32	2,7
Fettuccine Fisch & Shrimps, TK, Frosta, 250 g	265	8	33	2,8
Fischpfanne „Großmutters Art", TK, bofrost, 350 g	388	21	27	2,2
Fischstäbchen, paniert, gebraten, 30 g (1 Stück)	58	3	4	0,3
Garnelen in Knoblauch-Chilisoße, TK, bofrost, 100 g	188	15	1	0,1
Garnelen in Kräutersauce, TK, bofrost, 100 g	228	18	3	0,2
King Prawns TK, Costa, 100 g	60	1	1	0,1
Lachsfilets Provence, TK, Costa, 100 g	224	16	1	+
Lachslasagne Blattspinat, TK, Costa, 380 g (1 Portion)	608	32	44	3,6
Paella, TK, Frosta, 250 g	265	8	34	2,8
Schlemmer-Filet Bordelaise, TK, iglo, 190 g (1/2 Packung)	299	17	11	1
Sushi-Variationen, TK, Eismann, 150 g (1/2 Beutel)	222	3	39	3,3
Wildlachs á la Bordelaise, TK, iglo, 165 g (1 Stück)	365	17	24	2

KARTOFFELGERICHTE – pro Portion

	kcal	Fett g	KH g	BE
Backkroketten, TK, Agrarfrost, 100 g (5 Stück)	196	10	23	1,9
Backofen-Pommes-frites, 150 g	381	15	57	4,8
Bratkartoffeln, TK, Agrarfrost, 200 g	254	7	40	3,3
Bratkartoffeln die Herzhaften, Pfanni, 200 g	240	11	30	2,5
Country Potato Classic, TK, McCain, 100 g	150	6	20	1,7
Gnocchi, Pfanni, 250 g	375	1	83	6,7
Herzoginkartoffeln, TK, Agrarfrost, 100 g	233	14	23	1,9
Kartoffel-Püree, komplett, Maggi, 200 g	120	2	22	1,8
Kartoffelpuffer, TK, Agrarfrost, 100 g	113	1	22	1,8
Kartoffelwedges, 150 g	440	22	51	4,3
Krönchen, TK, McCain, 100 g	166	7	22	1,8
Pommes frites, frittiert, 150 g	438	22	54	4,5
Pommes frites, Fix frites, Agrarfrost, 100 g	130	3	22	1,8
Rösti Taler, TK, Agrarfrost, 100 g	85	+	17	1,4
Schupfnudeln, schwäbische, Bürger, 200 g	368	3	75	6,3
Stampfkartoffeln, Maggi, 200 g	188	7	26	2,2

NUDELN UND NUDELGERICHTE – pro Portion

	kcal	Fett g	KH g	BE
Chinesische Bratnudeln, TK, bofrost, 330 g	363	12	53	4,4
Cannelloni al forno, Findus (Schweiz), 300 g	423	20	45	3,7
Eierspätzle, schwäbische, Bürger, 150 g	257	6	40	3,3
Käse-Spätzle, schwäbisch, Maggi Wirtshaus, 215 g	234	5	26	2,2
Lasagne Bolognese, TK, Beste Wahl, REWE, 400 g	648	34	52	4,3
– Gemüse-Lasagne, TK, Beste Wahl, REWE, 400 g	672	37	63	5,2
Gemüse-Lasagne, Weight Watchers, 400 g	260	6	36	3
Penne Creme Spinaci, TK, iglo, 400 g	600	23	75	6,3

	kcal	Fett g	KH g	BE
Penne Gorgonzola, TK, Frosta, 250 g	355	16	39	3,2
Ravioli Käse Gemüse, Weight Watchers, 400 g	200	4	32	2,7
– in Tomaten, 400 g	236	3	40	3,3
Schupfnudeln „Allgäuer Art", TK, Eismann, 400 g	958	56	81	6,7
Spaghetti Bolognese, Weight Watchers, 350 g	284	3	35	2,9
Spätzle Pfanne, TK, Frosta, 300 g	336	10	38	3,2
Tortellini Arrabiata, Weight Watchers, 400 g	232	3	39	3,3

SONSTIGE FERTIGGERICHTE – pro Portion

	kcal	Fett g	KH g	BE
Bami Goreng, TK, bofrost, 330 g	366	11	38	3,2
Chäs-Plätzli, Findus (Schweiz), 60 g	134	6	16	1,4
Couscous Oriental, TK, Frosta, 250 g	358	16	40	3,4
Nasi Goreng, TK, Frosta, 250 g (1/2 Packung)	253	6	33	2,7
Semmelknödel, TK, Eismann, 200 g	415	13	58	4,8
Spinatknödel, Bürger, 150 g (2 Knödel)	282	8	40	3,3
Weinblätter, gefüllt mit Reis, REWE, 100 g	166	8	19	1,6

FEINKOSTSALATE – pro Portion

	kcal	Fett g	KH g	BE
Ananas-Sellerie-Salat, Vitaquell, 50 g	110	9	7	0,5
Bulgur Salat Orient, Weight Watchers, 125 g	177	2	29	2,5
Curry-Geflügelsalat, Vitaquell, 50 g	152	14	6	0,5
Eiersalat, Beste Wahl, REWE, 50 g	114	10	2	0,2
Fleischsalat, Alnatura, 50 g	204	20	3	0,3
Fleischsalat, Weight Watchers, 50 g	102	9	3	0,3
Geflügelsalat, exotic, Vitaquell, 50 g	129	10	8	0,7
Kartoffelsalat mit Ei, Beste Wahl, REWE, 50 g	74	5	7	0,6
Wurstsalat, Ölmarinade, 100 g	307	28	1	0,1

VEGETARISCHE FLEISCHERSATZPRODUKTE UND FERTIGGERICHTE*

	kcal	Fett g	KH g	BE
Aufschnitt, Bio Veggie klassik, Aldi Süd, 23 g (2 Scheiben)	47	4	1	0,1
Bolognese, vegetarisch, Alnatura, 100 g	95	4	10	0,8
Bratwurst, vegetarisch, Valess, 90 g (1 Stück)	163	10	3	0,3
– Bratwurst, vegetarisch, Vitaquell, 100 g	338	31	3	0,3
– Bratwürstchen, vegetarisch, granoVita, 100 g	309	29	1	0,1
– Curry Bratwurst, Vitaquell, 100 g	301	27	7	0,6
– Grillbratwürste, Veggie, Aldi Süd, 100 g	239	14	5	0,4
Falafel, Alnatura, 100 g	129	2	17	1,4
Gemüse-Mandel-Bratling, granoVita, 100 g	263	14	8	0,7
Grillsteaks, Veggie BBQ, Aldi Süd, 87,5 g (1 Stück)	254	12	9	0,8
Hackbällchen, vegetarisch, Reichenhof, 100 g	98	5	7	0,6
Schnitzel, Valess, 90 g (1 Stück)	166	7	14	1,2
– Tomate & Mozzarella, 90 g (1 Stück)	170	7	17	1,4
– Schnitzel, paniert, Bio, Aldi Süd, 87,5 g (1 Stück)	215	11	10	0,8
Soja Gehacktes, Eden, 100 g	158	10	6	0,5
Tofu-Wurst Gartenkräuter, Vitaquell, 100 g	325	29	5	0,4

VEGANE FLEISCHERSATZPRODUKTE UND FERTIGGERICHTE*

	kcal	Fett g	KH g	BE
Black-Bean, Cashew Burger, Alnatura, 100 g	238	13	20	1,7
Bratwurst, Like Meat, 100 g	154	9	3	0,3
Bruzzler Veggie, Wiesenhof, 60 g (1 Wurst)	115	7	7	0,6
Chili con Carne, vegan, Heirler, 100 g	112	2	14	0,1
– Chili con Quinoa, Frosta TK, 100 g	103	4	12	1
Couscous, Frosta, TK, 100 g	143	6	16	1,3

	kcal	Fett g	KH g	BE
Filets, vegan, Quorn, 100 g	104	1	4	0,3
Fleischwurst, vegetarisch, Wiesenhof, 100 g	148	11	3	0,3
– Mortadella, vegetarische, 100 g	148	11	3	0,3
Frankfurter aus Seitan, Alnatura, 100 g	263	12	7	0,6
Gemüsetopf nach Art Minestrone, Reichenhof, 100 g	36	1	4	0,3
Gemüseravioli, Reichenhof, 100 g	85	1	17	1,4
– Ravioli Gemüse, Maggi, 100 g	82	1	14	1,2
Gyros Streifen, Like Meat, 100 g	120	3	2	0,2
Kichererbseneintopf, Reichenhof, 100 g	66	2	8	0,7
Kichererbsen-Masala, Aldi Süd, TK, 100 g	164	7	21	1,8
Knackies aus Seitan, Alnatura, 100 g	261	12	6	0,5
Linseneintopf, Reichenhof, 100 g	58	1	8	0,7
Maultaschen, vegan, Bürger, 100 g	172	2	29	2,4
Maultaschen, vegan, Settele, 100 g	151	2	27	2,3
Mini Wiener, Alnatura, 100 g	259	15	4	0,3
Nuggets aus Reisflakes, Wiesenhof, 100 g	244	12	26	2,2
– Vegane Nuggets, Quorn, 100 g	203	5	25	2,1
Pizza ala California, Veganz, 100 g	206	7	30	2,5
Pizza Verdura, Veganz, 100 g	166	4	24	2,3
Pommersche, vegetarisch, Schnittlauch, Rügenwalder, 100 g	83	25	4	0,3
Schinkenwurst, vegan, Berief, 100 g	166	12	7	0,6
Soja Geschnetzeltes, biozentrale, 100 g	347	3	20	1,7
Spätzle, vegan, Settele, 100 g	135	3	21	1,8
Spinat-Cashew-Taschen, Bio, Alnatura, 100 g	245	15	21	1,8
Süsskartoffel Pfanne, TK, Frosta, 100 g	81	3	10	0,1
Thai Gemüsecurry, TK, Aldi Süd, 100 g	138	6	18	1,5
Tofu natur, Taifun, 100 g	119	7	1	0,1
– Räuchertofu klassik, Taifun, 100 g	170	9	3	0,3
Tofu mediterran, Alnatura, 100 g	156	7	4	0,3

FAST FOOD	kcal	Fett g	KH g	BE
Vegan&Warm, Italienische Kräuter, Tartex, 100 g	118	2	20	1,7
- Mexikanisch, 100 g	124	2	21	1,8
- Orientalisch, 100 g	122	2	20	1,7
- Thai Curry, 100 g	126	3	19	1,6
Veganslices Paprika-Lyoner, Aufschnitt, wheaty, 100 g	280	15	5	0,4
Wok Mango Curry, TK, Frosta, 100 g	89	2	15	1,3

* Um die Suche nach veganen/vegetarischen Alternativen zu vereinfachen, haben wir hier für Sie eine Vielzahl von veganen/vegetarischen Fertiggerichten aufgelistet. Zudem finden Sie in den anderen Kapiteln weitere vegane/vegetarische Alternativen.

BURGER UND SANDWICHES - pro Portion

Big Mac, Mc Donalds, 217 g	503	25	42	3,5
Cheeseburger, Burger King, 113 g	279	12	27	2,3
Crispy Chicken, Burger King, 179 g	512	32	40	3,3
Döner, mit Kalb-/Rindfleisch & Rohkost, 350 g	599	17	73	6,1
Double Whopper, Burger King, 370 g	841	50	50	4,1
Hamburger, Burger King, 101 g	239	9	27	2,2
Hamburger, Mc Donalds, 105 g	253	9	30	2,5
Käsebrot, Weißbrot, Butter, Gouda, 75 g	245	14	19	1,6
- Graubrot, Butter, Gouda, 80 g	262	15	20	1,7
- Vollkornbrot, Butter, Gouda, 85 g	250	16	19	1,6
Matjes Baguette, 176 g	323	13	35	2,9
McWrap Chicken Caesar, Mc Donald`s, 269 g	640	33	54	4,5
Türkische Pizza (Lahmacun), 350 g	441	17	56	4,7
Veggieburger, Mc Donalds, 168 g	350	14	41	3,4
Wrap Salami, Subway, 179 g	312	11	40	3,4

	kcal	Fett g	KH g	BE

FERTIG-SALATE MIT DRESSING – pro Portion

	kcal	Fett g	KH g	BE
Chicken Fajita, Subway, 233 g	292	3	44	3,7
Delight Salad, Balsamico Dressing, Burger King, 202 g	91	3	14	1,1
Grilled Chicken Salad, KFC, 247 g	141	3	5	0,4
KFC Filet Bites Salad, 267 g	264	12	17	1,4
Snack Salat Classic, Mc Donalds, 94 g	16	+	2	0,2
– mit Balsamico Dressing, 125 g	38	1	5	0,4
Spicy Italian, Subway, 219 g	394	16	41	3,4
Veggie Patty, Subway, 240 g	375	11	47	3,9
Veggie Delite, Subway, 155 g	215	2	40	3,3

PIZZA UND PIZZABAGUETTES – pro Portion

	kcal	Fett g	KH g	BE
Big Americans, Supreme, TK, Dr. Oetker, 455 g (1 Pizza)	1001	31	131	11
Big Pizza, BBQ-Chicken, TK, Wagner, 425 g (1 Pizza)	935	32	114	9,5
– Hawaii, 435 g (1 Pizza)	983	34	123	10,3
– Thunfisch, 445 g (1 Pizza)	1015	41	110	9,2
Die Backfrische, Salami, TK, Wagner, 320 g (1 Pizza)	771	28	90	7,5
Die Ofenfrische, Thunfisch, TK, Dr. Oetker, 435 g (1 Pizza)	822	22	111	9,3
Flammkuchen Original, TK, Wagner, 300 g (1 Packung)	808	45	75	6,2
– Käse & Lauch, 320 g (1 Packung)	924	54	75	6,2
Flammkuchen, Elsässer Art, Bistro, Dr. Oetker, 265 g (1 Packung)	656	33	65	5,4
– Vegetarisch, Dr. Oetker, 235 g (1 Packung)	582	26	68	5,7
Pizza Diavolo, bofrost, 420 g (1 Pizza)	865	30	105	8,8
Pizza Lachs Spinat, TK, Wagner, 350 g (1 Pizza)	675	26	77	6,4
Pizza Margherita, 250 g	592	25	66	5,5
Pizza Salami, 250 g	590	23	76	6,3
Pizza Spinat-Frischkäse, bofrost, 360 g (1 Pizza)	752	25	92	7,7

FERTIGSAUCEN

	kcal	Fett g	KH g	BE
Pizza Tex-Mex, REWE, 350 g (1 Pizza)	767	34	78	6,5
Pizza Thunfisch, TK, Wagner, 360 g	890	41	90	7,5
Pizza Traditionale, Mista di Mare, Dr. Oetker, 395 g (1 Pizza)	850	27	107	8,9
Pizza Ristorante, Speciale, TK, Dr. Oetker, 330 g (1 Pizza)	837	42	77	6,4
- Vegetale, 385 g (1 Pizza)	766	34	84	7
- Mozzarella, 335 g (1 Pizza)	839	43	77	6,4
Steinofen Pizzies, Elsässer Art, TK Wagner, 125 g (1 Pizza)	350	19	33	2,8
- Salami, 150 g (1 Pizza)	370	18	33	2,8
Vollkornpizza Süßkartoffel, Eismann, 275 g (1 Portion)	563	23	61	5,1
Zwiebelkuchen, Hefeteig, 150 g	257	14	25	2,1

PASTASAUCEN UND PESTO – pro Portion

Arrabbiata, Tomaten Sugo, Oro di Parma, 100 g	47	1	6	0,5
- Kräuter, Oro di Parma, 100 g	47	1	6	0,5
Base per Bolognese, Buitoni, 100 g	76	4	8	0,6
Bio Pasta Sauce, Kräuter, REWE, 120 g	73	4	7	0,6
Bolognese, vegetarisch, Alnatura, 100 ml	95	4	10	0,8
Carbonara Sauce, Buitoni, 100 ml	80	5	5	0,4
Classic Sauce, Buitoni, 100 g	74	4	7	0,6
Gegrilltes Gemüse Sauce, Bertolli classico, 125 ml	79	5	7	0,6
Pasta Tomatensauce, Lizza, 100 g	235	1	8	0,7
Pesto alla Calabrese, Barilla, 50 g	163	15	6	0,5
Pesto alla Genovese, Barilla, 50 g	260	26	3	0,3
Pesto Basilico, Buitoni, 50 g	247	24	5	0,4
Pesto Rosso, Buitoni, 50 g	246	23	7	0,6
Pesto verde, Bio, REWE, 50 g	267	27	4	0,3
Sauce Bolognese, Barilla, 100 g	86	4	5	0,4
- Promodoro, Barilla, 100 g	72	4	8	0,6

MAYONNAISE, REMOULADE UND FEINKOSTSAUCEN

	kcal	Fett g	KH g	BE
Ajvar, Beste Wahl, REWE, 50 g	53	3	6	0,5
Barbecuesauce, Mc Donalds, 30 g	50	0	11	0,1
Chili Sauce, Knorr, 15 ml (1 EL)	14	+	3	0,3
China Sauce, Kühne, 50 g	64	+	15	1,3
Cumberlandsauce, 15 ml (1 EL)	32	+	7	0,6
Curry-Sauce, Kühne, 50 g	112	9	8	0,7
Grill-Sauce Chili, BBQ, Aldi Süd, 30 ml	55	+	13	1,1
Gourmet-Remoulade, Glas, Thomy, 15 ml (1 EL)	82	9	1	0,1
Honig-Senf-Dill Sauce, Knorr, 15 ml (1 EL)	39	4	2	0,1
Knoblauchsauce, 15 ml (1 EL)	15	1	1	0,1
Les Sauces Bearnaise, Thomy, 100 ml (6-7 EL)	231	23	4	0,3
Mayonnaise, 80 % Fett, 15 ml (1 EL)	112	8	+	+
Mayonnaise light, Thomy, 15 ml (1 EL)	49	5	1	+
Miracle Whip, Mayonnaise, Kraft, 15 ml (1 EL)	38	3	2	0,2
Meerrettichsauce, 15 ml (1 EL)	19	2	1	0,1
Paprikamark, Hengstenberg, 10 g	10	+	1	0,1
Pommes Frites Sauce, Burger King, 20 g	55	5	2	0,2
Remoulade, 50 % Fett, 15 ml (1 EL)	74	8	+	+
Rot Weiß, Thomy, 15 ml (1 EL)	65	6	2	0,2
Salat-Mayonnaise, Thomy, 15 ml (1 EL)	75	8	2	0,1
Sauce Fondue Bourguignonne, 15 ml (1 EL)	93	10	1	0,1
Sauce Tartare, 15 ml (1 EL)	98	11	+	+
Schaschliksauce, 15 ml (1 EL)	11	+	2	0,2
Senf, Delikatess, Thomy, 10 ml	12	1	+	+
– Honigsenf, Thomy, 10 ml	18	1	2	0,2
Sojasauce, 10 ml (1 TL)	11	1	1	0,1
Steak-Sauce, Kühne, 50 g	50	+	11	0,9

	kcal	Fett g	KH g	BE
Süßsauer-Sauce, Mc Donald`s, 30 g	50	+	11	0,9
Tomaten Ketchup, Heinz, 15 ml (1 EL)	18	+	4	0,3
– Ketchup, Burger King, 20 g	20	0	5	0,4
– Ketchup, Mc Donalds, 20 g	26	0	6	0,5
Tomatenmark, 3-fach konzentriert, 10 ml (1 TL)	11	+	2	0,2
– mit Basilikum, 10 ml (1 TL)	8	+	2	0,1
Tzatziki, 50 g	27	+	2	0,2
Tzatziki-Sauce, Kühne, 50 g	90	8	3	0,3
Worcestershiresauce, 5 ml (10 Tropfen)	+	+	+	+
Zigeunersauce, 15 ml (1 EL)	9	+	1	0,1

SALATSAUCEN (FERTIGPRODUKTE) – pro Portion

American Caesar Dressing, Kühne, 50 ml	121	12	3	0,2
Balsamico-Dressing, Kühne, 50 ml	48	2	7	0,5
Honig & Senf Dressing, Kühne, 50 g	88	6	8	0,6
Joghurt Dressing, Weight Watchers, 75 ml	57	4	5	0,4
Joghurt-&-Dill-Dressing, Kühne, 50 g	95	8	5	0,4
Salat-Creme Joghurt, Tommy, 15 ml (1 EL)	43	4	2	0,2

GEWÜRZE UND WÜRZZUTATEN – pro Portion

Apfelessig, Hengstenberg, 10 ml	+2	0	+	+
Balsamico Bianco, Kühne Condimento, 50 ml	55	+	11	0,9
Balsamico di Modena, Vitaquell, 50 g	45	0	9	0,7
Essig, Obst-/Weinessig, 15 ml (1 EL)	3	0	+	+
Fondor, Maggi, 1 g (3 Msp.)	2	+	+	+
Ingwerknolle, frisch, 10 g	5	+	1	0,1
Maggi Würze, ca. 1 g (ca. 10 Spritzer)	1	0	+	+

	kcal	Fett g	KH g	BE
Meerrettich, frisch gerieben, 5 g	3	+	1	0,1
Meersalz mit Jod und Fluor, Schneekoppe, 2 g	0	0	0	0
Oliven, grün, eingelegt, 5 g (1 Olive)	7	1	+	+
Oliven, schwarz, eingelegt, 5 g (1 Olive)	15	2	+	+
Pfeffer, grün, 2 g	0	0	0	0
Salz, 2 g (1 Prise)	0	0	0	0
Schalotten, Eschalotte, 10 g	2	+	+	+
Zitronensaft, 5 g	2	+	+	+
Zucker, 2 g (1 Prise)	8	0	5	0,4
Zwiebel, getrocknet, 4 g (1 geh. TL)	8	+	1	0,1
– Röstzwiebeln, 2 g (1 geh. TL)	4	+	1	0,1

PIKANTE AUFSTRICHE UND STREICHFETTE – pro Portion

	kcal	Fett g	KH g	BE
Bio-Creme Chili, granoVita, 50 g	155	13	5	0,4
– Mango, 50 g	165	14	5	0,5
– Olive, 50 g	175	15	4	0,3
Brotaufstrich Bärlauch, Alnatura, 30 g	122	12	1	+
– Kichererbse Ingwer, Alnatura, 30 g	98	8	4	0,3
– Olive-Paprika, Alnatura, 30 g	56	4	4	0,3
– Zwiebelschmalz, Alnatura, 30 g	244	26	2	0,2
Brotaufstrich Champignon, Le Parfait, 25 g	65	6	2	0,2
Butterschmalz, 10–12 g (1 gestr. EL)	106	12	0	0
Crème Bärlauch, bio, Vitaquell, 30 g	81	8	1	0,1
Gänseschmalz, 10–12 g (1 gestr. EL)	106	12	0	0
Leinölaufstrich Kräuter, bio, Vitaquell, 30 g	83	8	2	0,1
Vegane geräucherte Pastete, Vitaquell, 30 g	93	8	2	0,2
Vegane Teewurst, granoVita, 30 g	105	9	4	0,3
Veggie-Schmalz, bio, Vitaquell, 30 g	246	26	3	0,3

FIXPRODUKTE

FÜR FLEISCH - pro Portion

	kcal	Fett g	KH g	BE
Chili con Carne, Maggi, 319 g	423	24	20	1,6
Currywurst, Knorr, 215 g	550	47	12	1
Gulasch, Maggi, 166 g	225	10	6	0,5
Hackbraten, Maggi, 165 g	412	28	15	1,3
Ofen-Bällchen mit Gouda, 249 g	506	37	10	0,8
Paprika-Rahm-Schnitzel, Maggi, 268 g	368	17	14	1,2
Rouladen, Maggi, 327 g	326	13	8	0,7
Sauerbraten, Maggi, 205 g	215	8	8	0,7
Schweinebraten, Maggi, 210 g	188	5	6	0,5
Züricher Geschnetzeltes, Maggi, 301 g	322	17	10	0,8

FÜR GEFLÜGEL - pro Portion

	kcal	Fett g	KH g	BE
Knuspriges Brathähnchen, Knorr, 220 g	497	40	4	0,3
Rucola-Tomaten-Hähnchen, Maggi, 304 g	435	10	46	3,8
Zwiebel-Sahne-Hähnchen, Maggi, 223 g	412	27	8	0,6

FÜR GEMÜSE - pro Portion

	kcal	Fett g	KH g	BE
Blumenkohl-Kartoffel-Gratin, Maggi, 408 g	294	10	28	2,3
Kartoffelgratin, Knorr, 306 g	266	11	29	2,4
Rahm-Champignons, Knorr, 250 g	148	10	9	0,8
Rosmarin Kartoffeln, Maggi, 156 g	242	8	34	2,8
Thai Curry Kokos, Alnatura, 163 ml (1/2 Glas)	183	10	20	1,6
Zucchini-Pfanne Toskana, Knorr, 183 g	108	5	11	0,9

	kcal	Fett g	KH g	BE

FÜR FISCH – pro Portion

Lachs auf Blattspinat, Knorr, 340 g	418	27	13	1,1
Lachs-Sahne-Gratin, Maggi, 245 g	612	52	10	0,8
Seelachs in Kräuter-Sahne, Maggi, 310 g	604	43	13	1,1

FÜR PASTA – pro Portion

Lasagne, Maggi, 351 g	784	47	53	4,4
Nudel-Schinken-Gratin, Knorr, 338 g	564	23	59	4,9
Ofen-Makkaroni, mit Frischkäse, Maggi, 290 g	514	24	48	4
Spaghetti Carbonara, Knorr, 480 g	673	23	87	7,3
Spaghetti Bolognese, Knorr, 340 g	530	17	68	5,7
Spaghetti Rahm Spinat, Maggi, 393 g	483	14	69	5,8
– Tomatenbolognese, Maggi, 386 g	535	17	70	5,8

FÜR SAUCEN – pro Portion

Bratensauce, Maggi, 100 ml	29	1	4	0,4
Curry Sauce, Knorr, 100 ml	85	4	10	0,8
Delikatess Schnitzel-Soße, Maggi, 100 ml	64	4	6	0,5
Delikatess Soße zu Geflügel, Maggi, 100 m	29	1	5	0,4
Edelpilz Sauce, Knorr, 100 ml	77	5	6	0,5
Geflügelsauce, Maggi, 100 ml	29	1	5	0,4
Helle Soße, Knorr, 100 ml	50	2	7	0,6
Sauce Hollandaise, Maggi Meisterklasse, 100 ml	432	45	7	0,6
Jägersoße, Maggi Delikatess, 100 ml	40	2	5	0,4
Wildpilzsauce, fettarm, Knorr, 100 ml	49	2	6	0,5
Zitronenbutter Sauce, Knorr, 100 ml	113	8	9	0,8

SNACKS

	kcal	Fett g	KH g	BE
Cashews, Lorenz, 30 g	185	15	6	0,5
Chio-Chips, Salt & Vinegar, Chio, 30 g	161	10	15	1,3
Crunchips, Paprika, Lorenz, 30 g	161	10	16	1,3
– Cheese and Onion, Lorenz, 30 g	160	10	16	1,3
Wasabi Erdnüsse, 30 g	161	10	13	1,1
Erdnüsse, geröstet, ohne Salz, Ültje, 30 g	188	15	4	0,3
Erdnussflips, Erdnusslocken, 25 g	132	9	11	0,9
Gebäckstange mit Alpensalz, biozentrale, 30 g	147	7	18	1,5
Goldfischli Original, funny-frisch, 30 g	134	5	20	1,7
Goldfischli, Sesam, funny-frisch, 30 g	145	8	15	1,3
Käsegebäck aus Blätterteig, 50 g	264	19	18	1,5
Kräcker, 20 g (4 Stück)	76	1	15	1,3
Macadamia, ohne Fett ger./ges., Ültje, 30 g	225	23	2	0,2
Maiswaffeln, biozentrale, 25 g	98	+	22	1,8
Mini-Maiswaffeln Rosmarin, 25 g	114	4	18	1,5
Naturals mit Balsamico, Lorenz, 30 g	159	10	16	1,3
Pistazienkerne, geröstet und gesalzen, 25 g	154	14	4	0,3
Pistazien, gesalzen, mit Schale, Ültje, 30 g	195	16	4	0,3
Popcorn, ungesüßt und ungesalzen, 40 g	148	2	27	2,3
Reiswaffeln Meersalz, biozentrale, 30 g	97	1	23,4	2
Salzmandeln, geröstet & gesalzen, Ültje, 30 g	191	17	2	0,2
Salzstange, Salzbrezel, 20 g (ca. 10 Stück)	67	+	15	1,3
Saltletts Brezel, Lorenz, 30 g	120	2	21	1,8
Studentenfutter, 20 g (1 EL)	101	7	9	0,8
Tacitos, Tomato Chili, Lorenz, 30 g	150	8	18	1,5
Tacitos Dip, Tomato Salsa, Lorenz, 30 g	56	1	14	1,2
Tortilla Chips Paprika, biozentrale, 30 g	144	7	19	1,6
Tuc Cracker, Bacon, Griesson, 25 g (5 Stück)	120	6	15	1,3
Zwiebel-Ringe, funny-frisch, 30 g	154	8	17	1,4

SÜSSE GERICHTE & DESSERTS

	kcal	Fett g	KH g	BE
Apfelklöße, 200 g (2 Stück)	280	9	43	5,2
Brotquarkauflauf, 250 g	538	18	71	5,9
Brotsuppe, 250 ml (1 Teller)	158	6	18	1,5
Buttermilchkaltschale, 250 ml (1 Teller)	140	1	23	1,9
Crêpe Suzette, 125 g	261	11	28	2,3
Dampfnudeln, 100 g (2 Stück)	588	22	81	6,8
Germknödel, 200 g	352	11	51	4,3
Grießbrei, 300 g	210	9	25	2,1
Grießflammerie mit Saft, 125 g	104	2	18	1,5
Grießklöße, 225 g (2 Stück)	195	14	14	1,2
Hefeklöße, 180 g (2 Stück)	518	16	81	6,8
Kaiserschmarrn, Dr. Oetker, 205 g	410	9	65	5,4
Kirschmichel, 300 g	624	33	69	5,8
Milchreis, 300 g	282	7	46	3,8
Milchsuppe, 250 ml (1 Teller)	228	11	25	2,1
Mini-Sahnewindbeutel, bofrost, 60 g (1 Portion)	209	16	13	1,1
Nuss-Nugat-Pfannkuchen, Eismann, 60 g	189	11	18	1,5
Obstsalat, 125 g	89	+	20	1,7
Panna cotta, 125 g	234	14	23	1,9
Pfannkuchen, ohne Füllung, 230 g	390	18	18	1,5
- mit Zucker, 230 g	389	18	41	3,4
- mit Apfel, 250 g	380	14	50	4,2
Rote Grütze, 125 g	69	+	16	1,3
Salzburger Nockerln, 200 g	420	23	36	3
Schokoladenflammeri, 200 g	214	7	30	2,5
Tiramisu, 150 g	468	19	58	4,8
Vanille Donut, Mc Donalds, 76 g (1 Stück)	364	23	36	3
Zitronencreme, 125 g	179	8	22	1,8
Zwetschgenknödel mit Zimt und Zucker, 150 g	213	5	37	3,1

	kcal	Fett g	KH g	BE

DESSERTSAUCEN - pro Portion

Fruchtsauce, 60 ml	43	+	10	0,8
Karamellsauce, 60 ml	53	2	7	0,6
Mokka-, Schokosauce, 60 ml	52	2	6	0,5
Vanillesauce, 60 ml	52	2	6	0,5
Weinschaumsauce, 60 ml	118	3	16	1,3

EIS

EIS AM STIEL UND PORTIONSBECHER - pro Portion

10 For Two, Schöller, 65 g	224	15	19	1,6
Cornetto Haselnuss, 75 g	211	12	23	1,9
Eiskaffee, 200 ml	216	17	13	1,1
Frozen Yogurt Waldfrucht am Stil, Mövenpick, 90 ml	87	2	14	1,2
Fruchteis, 75 g	106	1	22	1,8
Häagen-Dazs Vanilla, 87 g	218	15	18	1,5
– Banana Chocolate Brownie, 87 g	219	12	23	1,9
Himbi, Schöller, 75 g	80	2	14	1,3
KitKat Tüte, Schöller, 110 ml	222	10	29	2,4
Kaktus, Schöller, 45 ml	59	1	11	1
Magnum Classic, 120 ml	259	17	25	2,1
Maple Walnuts, Mövenpick, 90 ml	202	13	16	1,4
Milchspeiseeis, i. D., 75 g	188	17	9	0,8
Nogger Original, Langnese, 67 g	210	14	17	1,4
Nucki Erdbeer, Schöller, 120 ml	198	8	30	2,5
Softeis, 50 g	65	1	12	1
Sorbet Zitrone, REWE Beste Wahl, 100 ml	116	+	29	2,4

	kcal	Fett g	KH g	BE

SPEISEEIS IN GROSSPACKUNGEN – pro Portion

	kcal	Fett g	KH g	BE
Cremissimo, Amarena, Langnese, 58 g	116	4	19	1,6
– Bourbon Vanille, 51 g	96	4	14	1,2
Eierlikör Vanille, 58 g	120	5	17	1,4
Feine EisCreationen Bourbon Vanille, 100 ml	112	5	14	1,2
– Citronen Sorbet, 100 ml	99	+	22	1,8
– Maple Walnuts, 100 ml	154	10	14	1,1
– Schwarzwälder Kirsch, 100 ml	129	4	18	1,5
Vienetta, Biscuit Caramel, Langnese, 54 g	167	10	18	1,5
– Vanille, 49 g	118	7	13	1,1

SÜSSWAREN

SCHOKOLADE – pro Portion

	kcal	Fett g	KH g	BE
Alpenvollmilch, etxra fein, Lindt, 20 g	110	7	11	0,9
Bitterschokolade, 100 g	393	16	50	4,2
Blockschokolade, 100 g	536	32	54	4,5
Die Weisse, Nestlé, 22 g	123	7	12	1
Die Weisse Crisp, 22 g	119	7	13	1,1
Edel-Vollmilch, 42 % K., Naturata, 25 g	141	10	11	0,9
Fioretto, Nougat, Lindt & Sprüngli, 23 g	129	4	12	1
Joghurtschokolade, 100 g	351	7	70	5,8
Kinder Riegel, Ferrero, 21 g (1 Stück)	119	7	11	0,9
Marzipanschokolade, 100 g	512	32	44	3,7
Merci Große Vielfalt, Storck, 13 g	70	5	6	0,5
Milka Alpenmilch, 17 g	88	5	8	0,9
Mokka-Sahne, 25 g	74	8	2	0,2

	kcal	Fett g	KH g	BE
Nuss-Nougat, 25 g	133	8	15	1,3
Trauben-Nuss, 25 g	110	3	19	1,6
Vollmilchschokolade, 25 g (1 Riegel)	134	8	13	1
Zartbitter, 25 g (1 Riegel)	124	8	12	1
– 70 % Kakao, Côte d'Or, 25 g (1 Riegel)	150	12	8	0,7
– 90 % Kakao, Lindt, 25 g (1 Riegel)	118	11	3	0,2

PRALINEN UND SCHOKOLADENPRODUKTE – pro Portion

After Eight Classic, 17 g (3 Stück)	71	2	12	1
Cailler Ambassador (Schweiz), 17 g	97	6	8	0,7
Cookies Mini, Beste Wahl, REWE, 25 g (1 Portion)	126	6	15	1,3
Chocolait Chips Classic, Nestlé, 20 g	101	5	12	1
Choco Crossies, Classic, Nestlé, 20 g (1 Portion)	103	5	12	1
– Feinherb, 20 g (1 Portion)	101	5	12	1
– White, 20 g (1 Portion)	104	6	12	1
Dickmann's, Super, Storck, 28 g (1 Stück)	104	3	19	1,6
Duplo, Ferrero, 18 g (1 Riegel)	101	6	10	0,9
Ferrero Küsschen, Ferrero, 9 g (1 Stück)	57	4	4	0,3
Giotto, Haselnuss, Ferrero, 4 g (1 Stück)	28	2	2	0,1
Hanuta, Ferrero, 22 g (1 Stück)	119	7	12	1
Kinder Country, Ferrero, 23 g (1 Stück)	132	8	13	1,1
KitKat, Nestlé, 20 g (1 Riegel)	109	6	12	1
Mini, 16 g (1 Riegel)	87	5	10	0,8
Chunky, 40 g (1 Riegel)	211	11	24	2
Knoppers Minis, Storck, 10 g (1 Stück)	53	3	5	0,4
Lion, Nestlé, 30 g (1 Riegel)	145	7	19	1,6
Milch-Schnitte, Ferrero, 28 g (1 Stück)	118	8	10	0,8

	kcal	Fett g	KH g	BE
Mon chéri, Ferrero, 10,5 g (1 Stück)	48	2	6	0,5
Nestlé Snack Vollmilch, 34 g	187	11	19	1,6
Oreo Original, 11 g (1 Stück)	52	2	8	0,6
Raffaello, Ferrero, 10 g (1 Stück)	63	5	4	0,3
Rocher, Ferrero, 13 g (1 Stück)	79	6	6	0,5
Rolo, Nestlé, 26 g (1/2 Rolle)	125	5	18	1,5
Rumkugel, 20 g	81	2	8	0,7
Praline mit Trüffel, 10 g	52	3	5	0,4
Schokokuss, 20 g	71	3	10	0,8
Schokolinsen, 20 g	98	4	14	1,2
Smarties, Nestlé, 20 g	96	4	14	1,2
Tender Milch, Milka, 37 g (1 Stück)	157	7	21	1,8
Toffifee, Storck, 8 g (1 Stück)	43	2	5	0,4
Werther's Original, Storck, 6 g (1 Stück)	25	1	5	0,4
YES Cacao, Nestlé, 32 g	163	11	15	1,3

SÜSSWAREN UND BONBONS – pro Portion

	kcal	Fett g	KH g	BE
Apfelringe, Trolli, 20 g (1 Portion)	67	0	15	1,3
Campino Früchte, Storck, 5 g (1 Stück)	20	+	4	0,4
Color-Rado, Haribo, 25 g	90	1	20	1,7
Fruchtbonbon, 5 g	20	+	5	0,4
Fruchtgummi, 10 g	35	0	8	0,7
Fruchtgummi Himbeer, Alnatura, 20 g	67	+	15	1,3
Goldbären, Gummibärchen, Haribo, 25 g	86	+	19	1,6
Katzenpfötchen, Katjes, 20 g	68	+	17	1,4
Kaugummi mit Zucker, 3 g	13	0	3	0,3
Konfekt, Haribo, 25 g	96	2	20	1,6
Marshmallow, Zuckerwatte, 7 g	23	0	6	0,5

	kcal	Fett g	KH g	BE
Marzipan, 50 g	246	13	29	2,4
Nimm 2 Bonbons, Storck, 6 g	23	+	6	0,5
Nimm 2 Lachgummis, Storck, 20 g	67	+	15	1,3
Popcorn, ungesüßt und ungesalzen, 50 g	148	2	27	2,3
Saft Goldbären, Haribo, 25 g	85	+	19	1,6
Tic tac fresh mints, Ferrero, 0,5 g	2	0	1	+
Tropifrutti, Haribo, 25 g	87	+	21	1,7
Weichkaramelle, 5 g	23	1	4	0,3
Yogurt-Gums, Katjes, 20 g	63	0	15	1,2

SÜSSE BROTAUFSTRICHE – pro Portion

Ahornsirup, 20 g (2 TL)	55	+	13	1,1
Aprikosenkonfitüre, 20 g (2 TL)	50	0	12	1
Bienenhonig, 20 g (2 TL)	61	0	15	1,3
Birnenkraut, ohne Zuckerzusatz, 20 g (2 TL)	42	+	10	0,8
Erdnussbutter, 20 g (2 TL)	125	11	3	0,3
Fruchtaufstrich Hagebutte, Alnatura, 20 g (2 TL)	44	+	10	0,8
Heidelbeerkonfitüre, 20 g (2 TL)	52	0	12	1
Johannisbeergelee, 20 g (2 TL)	50	0	6	0,5
Konfitüre, Marmelade, 25 g (2 TL)	57	+	14	1,2
Macadamiacreme, Alnatura, 30 g	203	17	8	0,7
Nuss-Nougat-Creme, 20 g	106	6	12	1
Nutella, Ferrero, 15 g	80	5	9	0,7
Orangenmarmelade, 20 g	35	0	9	0,8
Pflaumenmus, 20 g	39	+	10	0,8
Quittengelee, 20 g (2 TL)	51	+	12	1
Rübenkraut (Rübensirup), 20 g	55	0	13	1,1
Sauerkirschkonfitüre, 10 g (1 TL)	25	+	6	0,6

SÜSSUNGSMITTEL – pro Portion

	kcal	Fett g	KH g	BE
Agavensirup, 20 g (2 TL)	63	0	15	1,3
Ahornsirup, 20 g (2 TL)	55	+	13	1,1
Fruchtzucker, 20 g (2 TL)	81	0	20	1,7
Fruchtsirup, Grenadine, 20 g (2 TL)	54	+	13	1,1
Ingwer kandiert, 20 g (2 TL)	52	+	13	1,1
KandiszuckerX, 20 g (2 TL)	8	0	2	0,2
Milchzucker, 20 g (1 geh. EL)	81	0	20	1,7
Milchzucker, 8 g (1 geh. TL)	32	0	8	0,7
Puderzucker, 4 g (1 TL)	16	0	4	0,3
Saccharin, Süßstoff, 6 g	0	0	0	0
Sirup, Rübensirup, 25 g	81	0	20	1,7
Traubenzucker, 6 g (1 geh. TL)	24	0	6	0,5
Vanillezucker, 8 g (1 Päckchen)	32	0	8	0,7
Würfelzucker, 3 g (1 Würfel)	12	0	3	0,3
Zucker, braun, weiß, 8 g (1 geh. TL)	32	0	8	0,7

BINDEMITTEL, DICKUNGSMITTEL – pro Portion

	kcal	Fett g	KH g	BE
Agar-Agar, 10 g	34	+	4	0,3
Aspikpulver, 10 g	34	+	0	0
Bindobin, Tartex, Johannisbrotkernmehl, 1 g (1 Messlöffel)	1	+	+	+
Einmachhilfe, Geliermittel, 2,5 g (1 Packung)	2	+	+	+
Gelatine, 12 g (6 Blatt)	41	+	0	0
Kartoffelstärke, 20 g	68	+	17	1,4
Pektin, 1 g	1	+	+	+
Puddingpulver, 43 g (1 Packung)	164	+	40	3,3

KAFFEE UND GETREIDEKAFFEE - pro Tasse

	kcal	Fett g	KH g	BE
Bohnenkaffee, ohne Milch, 100 ml	2	0	+	+
- mit Milch, 100 ml	4	+	+	+
- mit Milch und Zucker, 100 ml	12	+	2	0,2
Cappuccino, 100 ml	33	2	3	0,3
Café au lait, Milchkaffee, 200 ml	66	4	5	0,4
Caro Original, Nestlé, 120 ml	8	+	2	0,2
Caro Extra kräftig, Nestlé, 120 ml	11	+	2	0,2
Eiskaffee, 250 g	270	21	16	1,3
Espresso, 30 ml	1	+	0	0
Instantkaffee, ohne Milch, 100 ml	2	0	+	+
- mit Milch und Zucker, 100 ml	38	+	8	0,7
Irish Coffee, 100 ml	210	10	7	0,6
Linde's Kornkaffee, Nestlé, 150 ml	14	+	3	0,3
Nescafe 2 in 1 Stix, Nestlé, 180 ml	37	2	4	0,3
Nescafé Gold Crema, 150 ml	3	+	+	+
- Gold, 150 ml	2	1	0,1	+
- Gold entkoffeiniert, 150 ml	2	1	0,1	+
Nescafé Dolce Gusto, Caffè Crema Grande, Nestlé, 200 ml	8	+	+	+
- Caffè Lungo, 120 ml	2	+	+	+
- Espresso, 50 ml	2	+	+	+
- Latte Macchiato, 220 ml	89	4	8	0,7
Nescafé Gold Typ Cappuccino cremig zart, Nestlé, 150 ml	54	1	9	0,8
- Entkoffeiniert, 150 ml	47	1	8	0,7
- Latte, 120 ml	72	2	11	0,9
Nescafé Xpress Cappuccino White, 250 ml (1 Flasche)	150	4	21	1,8
- Espresso Macchiato, 250 ml (1 Flasche)	153	4	22	1,8
- Latte Macchiato, 250 ml (1 Flasche)	146	4	21	1,7

KAFFEESPEZIALITÄTEN, KAFFEEGETRÄNKE

	kcal	Fett g	KH g	BE
Caffè Latte, Vollmilch, McDonalds, 272 g	125	7	9	0,8
Cappucino, 230 ml (1 Becher)	145	3	23	1,9
Cappuccino classico, small, McDonalds, 172 g (1 Becher)	62	3	5	0,4
Iced Caramel Macchiato, Starbucks, 355 ml	171	5	26	2,1
Iced Cappuccino, tall, Starbucks, 355 ml	107	4	11,1	0,9
Landmilchkaffee, Landliebe, 350 g	248	8	31	2,6
Latte Macchiato, McDonalds, 272 g	125	7	9	0,8
Müller Typ Kaffee, Cappuccino, 250 ml (1 Becher)	198	7	25	2
Vanilla Latte, tall, Starbucks, 355 ml	196	5	28	2,2

TEE UND TEEGETRÄNKE – pro Tasse

	kcal	Fett g	KH g	BE
Chai Tea Latte, mit Soja-Milch tall, Starbucks, 355 ml (1 Becher)	170	3	30	2,5
Früchte-, Kräutertee, 150 ml	1	0	+	+
Ice Tea Sparkling Zero, 250 ml	7	+	1	0,1
Lipton Ice Tea Sparkling Classic, 250 ml	90	+	21	1,8
Nestea Peach, Nestlé, 250 ml	50	0	12	1
Tee, Grüntee & Granatapfel, Volvic, 250 ml	39	0	10	0,8
– Tee, Grüntee & Zitrone, Volvic, 250 ml	39	0	10	0,8
Tee, grün, schwarz, ohne Zucker, 150 ml	0	+	+	+

ZUGABEN ZU KAFFEE UND TEE – pro Portion

	kcal	Fett g	KH g	BE
Kaffeesahne, 20 % Fett, 6 g (1 TL)	12	1	+	+
Kaffeesahne, 30 % Fett, 6 g (1 TL)	16	2	+	+
Kandiszucker, 2 g (1 Würfel)	8	0	2	0,2
Kondensmilch, 4 % Fett, 6 g (1 TL)	7	+	1	0,[illegible]

	kcal	Fett g	KH g	BE
Kondensmilch, 10 % Fett, 6 g (1 TL)	11	1	1	0,1
Schlagsahne, ungeschl., 30 % Fett, 30 g	91	10	1	0,1
Würfelzucker, 3 g (1 Würfel)	12	0	3	0,3
Zitronensaft, 5 g (1 TL)	1	+	+	+
Zucker, 5 g (1 TL)	20	0	5	0,4

KAKAOPULVER UND -GETRÄNKE – pro Portion

	kcal	Fett g	KH g	BE
Cailler Le Choclat, Pulver, Nestlé, 17 g	68	1	12	1
Caotina Original, Wander AG, 2 geh. TL	58	1	12	1
Chococino, Pulver, Nestlé, 22 g	92	2	15	1,3
Classic Hot Chocolate, tall, Starbucks, 355 ml	203	8	24	2
Feinste Heiße Schokolade, Pulver, Nestlé, 15 g (1 geh. EL)	60	1	11	0,9
– zubereitet mit Milch, 1,5 % Fett, 200 ml	131	4	18	1,5
Kakaogetränkepulver, 2 geh. TL	59	1	12	1
– zubereitet mit Milch, 1,5 % Fett, 150 ml	131	3	19	1,6
Kakaopulver, entölt, 5 g (1 TL)	17	1	1	0,1
Nesquik, Nestlé, 13 g (2 geh. TL)	49	+	10	0,8
– zubereitet mit Milch, 1,5 % Fett, 150 ml	146	4	20	1,7
Nesquik Sirup, Nestlé, 12 ml (2 geh. TL)	34	+	9	0,8
– zuckerreduziert, 13 g (2 geh. TL)	44	+	8	0,7
Trinkschokolade, heiß, 150 ml	197	6	32	2,7
White Chocolate, Vollmilch, small, McD., 230 ml (1 Becher)	253	14	23	1,9

FRUCHTSAFTGETRÄNKE, SMOOTHIES

	kcal	Fett g	KH g	BE
Acerolasaft, 200 ml	42	+	8	0,7
Ananassaft, 200 ml	88	+	19	1,6
Apfelsaft, 200 ml	94	+	22	1,6

	kcal	Fett g	KH g	BE
Aprikosensaft, 200 ml	90	+	18	1,3
Birnensaft, 200 ml	98	+	23	1,9
Brombeersaft, 200 ml	78	2	14	1,2
Cranberry-, Moosbeerensaft, 200 ml	78	1	10	1,2
Erdbeersaft, 200 ml	70	1	13	1,1
Grapefruitsaft, 200 ml	108	+	20	1,7
Heidelbeersaft, 200 ml	80	1	14	1,2
Himbeersaft, 200 ml	64	1	11	0,9
Holunderbeerensaft, 200 ml	102	+	14	1,2
Johannisbeernektar, rot, 200 ml	110	0	25	2,1
Johannisbeernektar, schwarz, 200 ml	112	0	25	2,1
Kirschsaft, 200 ml	122	1	27	2,3
Kokosnuss-Milch, 100 ml	10	+	1	0,1
Mandarinensaft, 200 ml	98	+	19	1,6
Multivitaminsaft, 200 ml	76	+	16	1,3
Orangensaft, 200 ml	86	+	17	1,4
Orangennektar, 200 ml	124	+	29	2,4
Passionsfrucht-, Maracujasaft, 200 ml	120	1	20	1,7
Pfirsichsaft, 200 ml	86	+	19	1,6
Rhabarber Fruchtsaft, 200 ml	36	+	5	0,4
Rotbäckchen, Klassik, Rabenhorst, 200 ml	124	1	30	2,5
Smoothie Mango Maracuja, Alnatura, 330 ml	165	2	40	3,3
– Berry Good, innocent, 250 ml	137	0	30	2,5
– Coco & Co, innocent, 250 ml	167	2	36	3
– Erdbeer-Banane, rio Dóro, Aldi Süd, 250 ml	148	1	30	2,5
– Märchenprinz, innocent, 250 ml	153	0	33	2,8
– Orange + Guarana, Rabenhorst, 240 ml	142	1	34	2,8
Traubensaft, rot und weiß, 200 ml	138	+	31	2,6
Zitronensaft, 100 ml	37	1	4	0,3

	kcal	Fett g	KH g	BE

FRUCHTSIRUP UND -DICKSÄFTE

	kcal	Fett g	KH g	BE
Apfel-, Birnendicksaft, 20 g (1 EL)	75	1	16	1,3
Grenadinesirup, 20 g (1 EL)	54	0	13	0,5
Himbeersirup, 20 g (1 EL)	53	+	13	1,1
Mangodicksaft, ungez., 20 g (1 EL)	12	+	3	0,3
Sanddornsirup, ungesüßt, 20 g (1 EL)	10	0	1	0,1

ERFRISCHUNGSGETRÄNKE - pro Glas

	kcal	Fett g	KH g	BE
Almdudler Traditionell, 200 ml	66	0	16	1,3
Almdudler zuckerfrei, 200 ml	3	0	0	0
Apollinaris Active +, 200 ml	40	0	10	0,8
Bionade Ingwer-Orange, 200 ml	28	+	9	0,7
- Streuobst, 200 ml	40	+	9	0,7
Bitter Lemon, Schweppes, 200 ml	100	0	24	2
- Light, 200 ml	16	+	3	0,3
Bizzl Zitrone kalorienarm, Hassia, 250 ml	8	0	0	0
Capri Sun, Orange & Peach, 200 ml	76	1	18	1,5
Cola, Coca-Cola, 200 ml	84	0	21	1,8
Coca-Cola light, 200 ml	+	0	0	0
Coca-Cola zero, 200 ml	+	0	0	0
Deit Limette, DrinkStar, 200 ml	6	0	1	0,1
Die Limo, Orange + Lemongras, Granini, 200 ml	74	+	18	1,5
Fanta Orange, Coca-Cola Dtl., 200 ml	76	0	18	1,5
- Fanta zero, 200 ml	6	0	1	+
Fass Brause, Apfel, alkoholfrei, Veltins, 200 ml	44	+	10	0,8
Fruity Grapefruit, Schweppes, 200 ml	72	0	17	1,4
Flirt Orangenlimonade, Aldi Süd, 250 ml	83	0	10	0,8

	kcal	Fett g	KH g	BE
Ginger Ale, 200 ml	68	0	18	1,5
Kombucha Classic, Carpe Diem, 200 ml	50	+	11	0,9
Lift, Apfelschorle, Coca-Cola, 200 ml	50	0	12	1
Mineral-, Tafel-, Trinkwasser, 200 ml	0	0	0	0
Mezzo Mix, Coca Cola, 200 ml	86	0	21	1,8
Mezzo Mix Zero, 200 ml	2	0	+	+
Orangina, Classic, Schweppes, 200 ml	84	0	20	1,7
Pepsi Cola, Pepsi, 250 ml	107	0	27	2,3
Pepsi Light, 250 ml	1	0	0	0
Seven Up, lemon, Pepsico, 250 ml	49	0	k.A.	k.A
Sprite, Coca-Cola, 200 ml	72	0	18	1,5
Sprite Zero, 200 ml	3	0	0	0
Tonic Water, 200 ml	70	0	18	1,5
Volvic Fresh & Juicy, Birne, 250 ml	52	1	12	1
– Volvic Kirsche, 250 ml	33	0	8	0,7

SPORTGETRÄNKE UND ENERGY DRINKS – pro Glas

	kcal	Fett g	KH g	BE
Iso-Limette, Förstina, 200 ml	38	1	9	0,7
Iso-Sport, Grapefruit/Zitrone Teusser Mineralbrunnen, 200 ml	38	+	9	0,7
Monster Energy, 500 ml	237	0	60	5
– Monster Energy, sugarfree, 500 ml	15	0	5	0,5
Powerade Sports Citrus Lime, Coca Cola, 250 ml (1/2 Flasche)	45	0	10	0,9
– Powerade Sports Mountain Blast, 250 ml (1/2 Flasche)	45	0	10	0,9
– Powerade Wild Cherry, 250 ml (1/2 Flasche)	45	0	10	0,9
Red Bull Energy Drink, 250 ml	115	0	28	2,3
– Sugarfree, 250 ml	8	0	0	0
– Zero Calories, 250 ml	5	0	0	0

ALKOHOLISCHE GETRÄNKE

	kcal	Alk. g	KH g	BE
BIER UND BIERGETRÄNKE				
Altbier, 5 Vol.-%, 330 ml	153	15	11	0,9
Bier, Pils, hell, 4,8 Vol.-%, 330 ml	139	13,1	10	0,8
Bier, alkoholfrei, 330 ml	86	1	18	1,5
Bitburger, Pils, 0 Vol.-%, 330 ml	109	0	26	2,1
Bier mit Limonade, 2,5 Vol.-%, 500 ml	210	11	30	2,5
Bockbier, hell, 7 Vol.-%, 200 ml	140	14	9	0,8
Exportbier, hell, 5 Vol.-%, 330 ml	175	18	11	0,9
Fassbrause, Holunder, 0 Vol.-%, 330 ml	96	0	23	2
Kölsch, 4,8 Vol.-%, 200 ml	106	10	8	0,7
Malzbier, 0,5 Vol.-%, 500 ml	270	5,8	60	5
Radler, 2,5 Vol.-%, Krombacher, 330 ml	129	8,3	20	1,6
Weißbier, Weizenbier, 5,3 Vol.-%, 500 ml	190	18	15	1,3
Weizen-Radler, 2,6 Vol.-%, Krombacher, 330 ml	116	8,6	31	2,6
WEIN, WEINHALTIGE GETRÄNKE, SEKT				
Apfelwein süß, 6 Vol.-%, 200 ml	102	7,4	11	0,9
Fruchtbowle, 200 ml	94	0,2	22	1,8
Champagner, 12,5 Vol.-%, 100 ml	83	9	5	0,4
Cidre, trocken, 5 Vol.-%, 200 ml	90	10	6	0,5
Glühwein, 9 Vol.-%, 200 ml	214	14	30	2,5
Portwein, 20 Vol.-%, 50 ml	77	7,9	6	0,5
Roséwein, 11 Vol.-%, 125 ml	110	13,8	3	0,3
Rotwein, leicht, 11,5 Vol.-%, 125 ml	85	10,2	3	0,3
Sekt, trocken, 12,5 Vol.-%, 100 ml	83	8,5	5	0,4
- süß, 10 Vol.-%, 100 ml	83	8,5	5	0,4
Sherry, trocken, 20 Vol.-%, 50 ml	59	7,9	1	0,1

	kcal	Alk. g	KH g	BE
Sherry, süß, 19,5 Vol.-%, 50 ml	70	7,8	3	0,3
Weinschorle, 5 Vol.-%, 250 ml	93	10,7	3	0,3
Weißwein, trocken, 13 Vol.-%, 125 ml	90	13	+	+
– halbtrocken, 11,5 Vol.-%, 125 ml	91	10,7	3	0,3
– lieblich, 10 Vol.-%, 125 ml	123	12,8	7	0,6
– Auslese, 10 Vol.-%, 50 ml	49	5	3	0,3
Wermut, trocken (weiß), 17,5 Vol.-%, 50 ml	63	6	5	0,4
– süß, 15 Vol.-%, 50 ml	78	7	7	0,6
– Martini Vermouth Bianco, 15 Vol.-%, 50 ml	75	6	8	0,7
– Martini Vermouth Rosso, 15 Vol.-%, 50 ml	65	6	8	0,7
– Noilly Prat, 18 Vol.-%, 50 ml	58	7,3	2	0,2

LIKÖRE UND SPIRITUOSEN

	kcal	Alk. g	KH g	BE
Amaretto, 28 Vol.-%, 20 ml	60	4,5	8	0,7
Aquavit, 43 Vol.-%, 20 ml	49	7	+	+
Baileys, 17 Vol.-%, 20 ml	65	2,7	5	0,4
Calvados, 45 Vol.-%, 20 ml	63	8,8	+	+
Campari Soda, 25 Vol.-%, 20 ml	9	1,1	+	+
Campari Orange, 25 Vol.-%, 20 ml	14	1,1	1	0,1
Cognac, 40 Vol.-%, 20 ml	47	6,6	+	+
Curaçao, 35 Vol.-%, 20 ml	64	5,9	6	0,5
Eierlikör, 20 Vol.-%, 20 ml	57	2,7	6	0,5
Genever, 35 Vol.-%, 20 ml	39	5,6	0	0
Grand Marnier, 40 Vol.-%, 20 ml	64	5,9	6	0,5
Grappa, 38 Vol.-%, 20 ml	48	6,1	0	0
Kaffeelikör, 25 Vol.-%, 20 ml	57	4,3	6	0,5
Kirschwasser, 40 Vol.-%, 20 ml	48	7	0	0
Klarer Schnaps, Korn, 32 Vol.-%, 20 ml	36	5,1	0	0

	kcal	Alk. g	KH g	BE
- Doppelkorn, 38 Vol.-%, 20 ml	42	6,1	0	0
Kräuterlikör, 32 Vol.-%, 20 ml	50	6	2	0,2
Kümmel, Aquavit, 30 Vol.-%, 20 ml	49	7	+	+
Likör, i. D., 30 Vol.-%, 20 ml	48	3,6	6	0,5
Mandellikör, 30 Vol.-%, 20 ml	64	5,9	6	0,5
Marashino, 32 Vol.-%, 20 ml	64	5,9	6	0,5
Obstbrand, Obstler, 45 Vol.-%, 20 ml	48	7,2	0	0
Ouzo, Schnaps aus Anis 38 Vol.-%, 20 ml	42	6	0	0
Rum, 54 Vol.-%, 20 ml	45	6	0	0
Rum, 65 Vol.-%, 20 ml	73	10,4	0	0
Sambuca Extra, Molinari, 40 Vol.-%, 20 ml	74	6,4	7	0,6
Whiskey, 45 Vol.-%, 40 ml	98	14,1	+	+
Wodka, 40 Vol.-%, 20 ml	46	6,7	0	0
Zwetschgenwasser, 40 Vol.-%, 20 ml	48	7	0	0

COCKTAILS, LONGDRINKS, MIXGETRÄNKE

	kcal	Alk. g	KH g	BE
Caipirinha, 200 ml	394	13	74	6,2
Gin-Tonic, 200 ml	132	14	9	0,8
Piña Colada, 200 ml	156	12	12	1
Sekt mit Orangensaft, 100 ml	69	6	6	0,5
Tequila Sunrise, 300 ml	216	16	21	1,8

HERAUSGEBER – Nestlé Deutschland AG, Frankfurt am Main, www.nestle.de und Umschau Zeitschriftenverlag GmbH, Wiesbaden.

16., komplett überarbeitete Ausgabe 2019

REDAKTION – Nestlé Ernährungsstudio (Nestlé Deutschland AG)
GESTALTUNG – Katrin Schacke, Offenbach am Main
SATZ DER TABELLEN – Reemers Publishing Services GmbH, Krefeld
DRUCK – AC medienhaus, Wiesbaden-Nordenstadt
ISBN – 978-3-930007-49-3